Carl-Auer

Susanne Altmeyer / Askan Hendrischke

Einführung in die systemische Familienmedizin

2012

Umschlaggestaltung: Uwe Göbel
Satz: Verlagsservice Hegele, Heiligkreuzsteinach
Printed in Germany
Druck und Bindung: Freiburger Graphische Betriebe, www.fgb.de

Erste Auflage, 2011
ISBN 978-3-89670-829-8

Bibliografische Information der Deutschen Nationalbibliothek:
Die Deutsche Nationalbibliothek verzeichnet diese Publikation
in der Deutschen Nationalbibliografie; detaillierte bibliografische
Daten sind im Internet über http://dnb.ddb.de abrufbar.

Informationen zu unserem gesamten Programm, unseren Autoren
und zum Verlag finden Sie unter: www.carl-auer.de.

Wenn Sie Interesse an unseren monatlichen Nachrichten
aus der Vangerowstraße haben, können Sie unter
http://www.carl-auer.de/newsletter den Newsletter abonnieren.

Carl-Auer Verlag
Vangerowstraße 14
69115 Heidelberg
Tel. 0 62 21-64 38 0
Fax 0 62 21-64 38 22
info@carl-auer.de

Inhalt

Vorwort

Dieses Buch wendet sich an Ärztinnen und Ärzte, Medizinstudentinnen und Medizinstudenten und andere im medizinischen Bereich Tätige, die mit Patienten und ihren Familien zu tun haben und mehr verstehen möchten von den vielfältigen Wechselwirkungen zwischen Krankheiten und Familien. Askan Hendrischke ist vom Erstberuf her Allgemeinmediziner, Susanne Altmeyer Neurologin. Beide arbeiten wir seit vielen Jahren in der klinischen Psychosomatik und erleben täglich, welchen Raum der familiäre, aber auch der berufliche und gesellschaftliche Kontext bei der Entstehung und Aufrechterhaltung von Gesundheit und Krankheit einnimmt. Auch wissenschaftlich konnte dies bestätigt werden: In einer großen Metaanalyse von 52 Studien, in die fast 9000 Patienten einbezogen waren, die an körperlichen Erkrankungen (vor allem Herz-Kreislauf-Erkrankungen, Schlaganfällen, Krebs und Arthritis) litten, ließ sich zeigen, dass die Einbeziehung von Familienangehörigen in die Behandlung einen signifikant positiven Effekt auf die körperliche und seelische Gesundheit sowohl der Patienten als auch der Familienangehörigen hatte (Hartmann et al. 2010). Den starken Einfluss, den die Familie und die primären Bezugspersonen im sozialen Umfeld auf alle Aspekte von Gesundheit und Krankheit ausüben, ist durch eine Vielzahl von Forschungsergebnissen belegt (Übersichten z. B. bei Rolland 1994; McDaniel, Hepworth u. Doherty 1997; von Sydow et al 2007).

Wir werden in diesem Buch häufig von Hausärztinnen und Hausärzten, manchmal von Therapeutinnen und Therapeuten sprechen, wenn wir Ärzte oder andere professionelle Helfer meinen. Dabei verstehen wir den Begriff »Therapie« in seinem ursprünglichen Sinn: Griechisch θεραπεία *(therapeia)* = »das Dienen, die Bedienung, die Dienstleistung, die Pflege der Kranken« bezeichnet in der Medizin die Maßnahmen zur Behandlung von Krankheiten und Verletzungen. Ziel des Therapeuten ist die Heilung, die Beseitigung oder Linderung der Symptome und die Wiederherstellung der körperlichen oder psychischen Funktionen. Hierbei ist Therapie nur in seltenen Fällen Psychotherapie, sondern häufig »nur« Begleitung oder Beratung. Dies allerdings in einem systemischen Sinn, der den gesamten biopsychosozialen Kontext eines Menschen berücksichtigt und damit die inneren und äußeren Systeme einbezieht, die einen Menschen ausmachen.

Unser Buch ist so aufgebaut, dass wir zunächst im Überblick Grundkonzepte der systemischen Familienmedizin vorstellen, dann Interventionen und Gesprächstechniken aufführen, um anschließend die Bedeutung und Gestaltung von Kooperationsprozessen in der systemischen Familienmedizin zu reflektieren. Im zweiten Teil unseres Textes werden wir zunächst die Bedeutung von Krankheit in unterschiedlichen Phasen im Lebenszyklus (Familiengründung, minderjährige Kinder, Jugendliche und Adoleszente) anschauen, bevor wir der besonderen Situation von Paarbeziehungen nachgehen, in denen ein Partner erkrankt ist, die Besonderheiten und Herausforderungen bei chronischer Krankheit untersuchen und uns abschließend mit den Themen Tod und Trauer in Familien beschäftigen. Vielfältige Krankengeschichten aus der Praxis sollen die unterschiedlichen Kontexte illustrieren, in denen sich Krankheit ereignet, bewältigt wird oder zu komplexen biopsychosozialen Wechselwirkungen führt. Diese Beispiele sind uns persönlich in unserer beruflichen Tätigkeit begegnet oder wurden uns von Kollegen geschildert, sei es in der Balint-Gruppe, im direkten Gespräch oder im Rahmen unserer familientherapeutischen Ausbildungsgruppen, die wir seit 1992 durchführen. Namen und Daten der Patienten wurden von uns so verändert, dass die Persönlichkeitssphäre der Betroffenen gewahrt bleibt, etwaige Ähnlichkeiten mit lebenden Personen sind daher rein zufälliger Natur.

Abschließend möchten wir uns bei all denen bedanken, die uns in den vergangenen 25 Jahren auf unserem Weg durch die systemische (Familien-)Medizin begleitet haben, sei es als Patienten, die sich uns anvertrauten und ohne die dies Buch nicht zustande gekommen wäre, oder als inspirierende Kollegen, Freunde oder Lehrer. Neben Eckardt Sturm als überzeugtem Landarzt und Familienmediziner sind hier in erster Linie unsere Kollegen Ernst Petzold und Friedebert Kröger aus der gemeinsamen Psychosomatikzeit am Aachener Klinikum zu nennen, aber auch unsere amerikanischen Freunde und Kollegen Susan McDaniel, Bill Doherty, Macaran Baird, John Rolland und Peter Steinglass, denen wir durch lange gemeinsame Gespräche diesseits und jenseits des Atlantiks viele innovative Ideen zu verdanken haben, die Eingang in dieses Buch gefunden haben. Unser Anliegen war es, mit dieser Einführung in die systemische Medizin verschiedene Versorgungsmodelle und -konzepte vorzustellen, die Wegweiser einer im engelschen Sinne modernen Medizin biopsychosozialer Prägung sein können (Engel 1977). Besonderer Dank gebührt auch Fritz B. Simon vom Carl-Auer Verlag, der den Anstoß zu diesem Buch gab.

Susanne Altmeyer & Askan Hendrischke

1 Grundkonzepte der systemischen Familienmedizin

»Jeder, der geboren wird, hat eine doppelte Staatsbürgerschaft: eine im Reich des Wohlbefindens, eine im Reich des Unwohlseins – der Krankheit.

Obwohl wir alle lieber den Ausweis des angenehmen Reiches verwenden, ist doch jeder von uns früher oder später wenigstens für eine Weile seines Lebens gezwungen, sich als Bürger jenes anderen Ortes auszuweisen.«

Susan Sontag (1981)

Dieser Satz der amerikanischen Journalistin und Schriftstellerin Susan Sontag wird bei den meisten Menschen Assoziationen und Erinnerungen an Situationen und Zeiten wecken, in denen sie von dem Un-Wohlsein betroffen waren, das Krankheit ausmacht. Krankheit als universelles Phänomen gehört zu den existenziellen Erfahrungen des Menschseins, es ist gleichzeitig ein Phänomen, das zumindest in Zeiten von Gesundheit gerne vermieden oder tabuisiert wird und auch wenig vorstellbar ist. Im Reich des Unwohlseins, um in der Metapher von Susan Sontag zu bleiben, können Menschen die Sprache der Krankheit anfangs weder verstehen noch selbst sprechen, wissen sie nicht, wo sie anfängt und endet, beherrschen sie weder das Verkehrssystem noch seine Regeln und fühlen sie sich häufig hilflos und ausgeliefert. Nicht anders geht es dem sozialen Umfeld der Betroffenen, den Familien, die gleichzeitig eine wichtige Quelle für Unterstützung und Hilfe sind. Die systemische Familienmedizin erweitert den Blick vom Individuum auf dessen Kontexte. Ihre Grundlagen werden im Folgenden dargestellt.

1.1 Historische Entwicklung

Patients have families – so der Titel des Abschlussberichtes von H. Richardson (1945), dem Direktor des Macy-Projektes, einer Studie über die Gesundheitsversorgung der Familie, die in den 30er-Jahren in New York initiiert worden war. Der Bericht beginnt mit den Worten:

> »Die Feststellung, dass Patienten Familien haben, ist wie die Feststellung, dass ein krankes Organ Teil eines Menschen ist. Beides scheint zu offensichtlich zu sein, als dass es diskutiert würde, doch wurde lange keine dieser Feststellungen durch medizinische Berufe anerkannt.«

Die Bedeutung der Familie für medizinische Fragestellungen entdeckten Sozialarbeiter, Pflegekräfte und Hausärzte schon einige Jahrzehnte früher. Die Ursprünge familientherapeutischer Vorgehensweisen reichen bis ins 19. Jahrhundert zurück, als Sozialarbeiter meist im Rahmen des *social work movement* begannen, mit Familien zu arbeiten (Broderick a. Schrader 1981).

Fast zeitgleich wurden in den USA und in Großbritannien zwei Projekte initiiert, die den Beginn einer systematischen familienorientierten Gesundheitsversorgung markieren (siehe Abb. 1).

Erste familientherapeutische Konzepte wurden in den späten 40er- und frühen 50er-Jahren in den USA entwickelt, als neben der intrapsychischen Dynamik nun auch die Bedeutung der familiären Beziehungen – und damit der interaktionellen Dynamik – als Verhaltensdeterminate entdeckt wurde. Das wissenschaftliche und therapeutische Interesse wandte sich in dieser Zeit vor allem Familien mit psychisch Kranken zu, unglückliche Begriffe wie »schizophrenogene Mutter« oder »schizophrenogene Familie« wurden in dieser Zeit entwickelt, aus heutiger Sicht beschreiben sie die persönlichkeitsorientierte und allzu lineare Beobachtung, dass Kommunikations- und Verhaltensmuster eines Einzelnen Auswirkungen auf die Muster der anderen Familienmitglieder haben.

Ca. 1925–1950
ab 1928: Peckham-Experiment in Großbritannien: Pionier-Gesundheitszentrum
ab 1937: Macy-Projekt in den USA: H. Richardson, Patients have families: Untersuchung der Wirkung von Krankheit und Gesundheit auf die Familie

ca. 1950–1980
Entwicklung der Familientherapie
1977: John Weaklands Familiensomatik

seit ca. 1980
1982: Ackerman-Institut in New York: Konferenz zu dem Thema »Therapie von Familien mit körperlichen Erkrankungen«
1983: Gründung der Zeitschrift Family Systems Medicine durch D. Bloch, D. Ransom, M. Glenn, B. Dym
1994: Zusammenschluss von 80 interdisziplinären Arbeitsgruppen zur Collaborative Family Healthcare Coalition (CFHcC)
1995: Gründung der deutschen Sektion der CFHcC in Aachen kontinuierliche Arbeitsgruppen im Rahmen der Deutschen Gesellschaft für Systemische Therapie und Familientherapie (DGSF) und des Deutschen Kollegiums für Psychosomatische Medizin (DKPM)

Abb. 1: Die Entwicklung der systemischen Familienmedizin

Erst in den 70er-Jahren meldete sich John Weakland (1977) zu Wort und prägte den Begriff »Familiensomatik«. Bevor diese Initiative Weaklands allerdings von seinen familientherapeutisch arbeitenden Kolleginnen und Kollegen aufgenommen wurde, musste noch einige Zeit vergehen. Quasi in einem Zwischenschritt wandte sich das Interesse der Behandlung psychosomatischer Krankheitsbilder zu, die Essstörungen und insbesondere die Anorexia nervosa wurden zum meistuntersuchten Krankheitsbild. Noch heute gehört zumindest ein diagnostisches Familiengespräch zum Standard der Essstörungsbehandlung.

Das Interesse an systemischen Vorgehensweisen in der Medizin stieg in den 80er-Jahren weiter an, als der Zwang zur Kosteneinsparung im US-amerikanischen Gesundheitssystem die Bereitschaft erhöhte, die strukturellen Eigenschaften dieses Systems als Bestandteil der Behandlung zu sehen. Insbesondere die Intensivierung und Optimierung kooperativer Arbeitsstrukturen bei der Behandlung komplexer Krankheitsbilder wurde als Chance zur Ressourcenaktivierung im Gesundheitssystem erkannt.

Auch in der Bundesrepublik gab es Arbeitsgruppen, die in den 70er- und frühen 80er-Jahren familienbezogene Konzepte in der Behandlung körperlich kranker Patienten einsetzten und im deutschsprachigen Raum Pionierarbeit leisteten: Stellvertretend seien genannt E. Petzold (1979) in der inneren Medizin, M. Wirsching und H. Stierlin mit ihrer Arbeit mit Karzinompatienten (1982) und E. Sturm in der Hausarztmedizin (1983). Eine Vernetzung familiensystemisch engagierter Arbeitsgruppen aus Hannover, Essen, Heidelberg und Düsseldorf erfolgte durch die Gründung der deutschen Sektion der CFHcC 1995 in Aachen sowie im Rahmen der kontinuierlichen Arbeitsgruppen »Familienpsychosomatik« des Deutschen Kollegiums für Psychosomatische Medizin (DKPM) und der Arbeitsgruppe »Systemische Familienmedizin« im Rahmen der Deutschen Gesellschaft für Systemische Therapie und Familientherapie (DGSF) (Kröger u. Altmeyer 2000; Kröger, Hendrischke u. McDaniel 2000).

Zum Weiterlesen seien hier empfohlen: *Familientherapie in der Medizin* (McDaniel et al. 1997), *Familienmedizin für die Praxis* (Hegemann et al. 2000), *Familie, System und Gesundheit* (Kröger et al. 2000), *Theorie und Praxis der Systemischen Familienmedizin* (Altmeyer u. Kröger 2003), das Kapitel »Systemische Familienmedizin« im *Lehrbuch der systemischen Therapie und Beratung II* (Schweitzer u. von Schlippe 2007), *Hausärztliche Patientenversorgung* (Sturm et al. 2006) und *Psyche, Soma und Familie* (Eder 2007).

1.2 Grundannahmen

Eine Vielzahl von Studien untersuchte die Auswirkung von Erkrankungen auf die einzelnen Familienmitglieder. Was vielen im Gesundheitssystem tätigen Personen aus ihrer täglichen Arbeit heraus evident scheint, konnte in diesen Studien auch wissenschaftlich untermauert werden: Die Erkrankung eines Menschen an einer Krankheit, die lebensverkürzend, lebensbedrohend oder lebensbegleitend ist, gefährdet die seelische Gesundheit seiner nahen Angehörigen. Dies betrifft die Lebenspartner erkrankter Erwachsener (Buddeberg 1992; Keller et al. 1998) ebenso wie Eltern und Geschwister chronisch kranker Kinder (Silver et al. 1998; Cadman et al. 1988) und die Kinder chronisch kranker Eltern (Riedesser u. Schulte-Markwort 1999). Die Zahlen verdeutlichen die Notwendigkeit einer psychosozialen Versorgung auch der Angehörigen von schwer erkrankten Menschen und stellen uns vor die Aufgabe, geeignete Konzepte und Versorgungsstrukturen zu entwickeln, die diese Anforderungen angemessen berücksichtigen.

Bei der Betreuung und Behandlung von Patienten mit schweren und/oder chronischen körperlichen Erkrankungen und ihren Familien haben sich die Prinzipien der systemischen Familienmedizin bewährt (Altmeyer et al. 2002; Kröger et al. 1998, 2000; Hendrischke u. Kröger 1997; McDaniel et al. 1997; Hendrischke 2010):

Grundsätzlich geht es in der systemischen Familienmedizin darum, dass Behandler unter Würdigung der körperlichen Krankheit Familien bei einer gesunden und gelingenden Bewältigung und Adaptation unterstützen, statt pathologisierende Mechanismen und Faktoren aufzudecken, die u. U. die Krankheitsaktivität verstärken würden. Dieses Paradigma führt biomedizinische, psychosomatische und soziale Perspektiven im Sinne eines rekursiven Bedingungsgefüges zusammen und bildet den Rahmen zum Verständnis einer Komplexität, die sich aus individuumorientierter, überwiegend körperfokussierter Sicht alleine nicht erschließt.

Bei der Diagnostik und Behandlung der Patienten erfahren so psychische und somatische Faktoren von Anfang an eine gleichwertige Berücksichtigung und Einbeziehung.

In der systemischen Familienmedizin ist eine enge Kooperation mit den Familien der Patienten erwünscht und ihre routinemäßige Einbeziehung bei der Krankenversorgung die Regel.

Eine enge Kooperation der Experten des medizinischen, des psychosozialen und des nichtmedizinischen Bereiches ermöglicht eine effektive Behandlungsplanung und Durchführung.

Zwei grundlegende Ziele der systemischen Familienmedizin sind (1) die Förderung von Selbstwirksamkeit (»Agency«) und (2) die Förderung von Verbundenheit (»Communion«) (Bakan 1969). Dies beinhaltet letztlich individuelle Autonomie bei gleichzeitig tragfähiger Einbindung in den Beziehungskontext (McDaniel et al 1997).

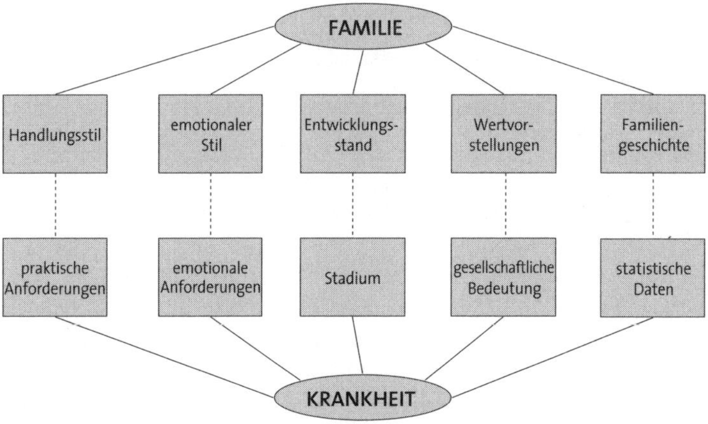

Abb. 2: Punkte der Vernetzung des Familiensystems mit dem System der Krankheit (Altmeyer nach Rolland 1994)

Krankheiten stellen Anforderungen an Familien. Welcher Art und wie ausgeprägt diese Anforderungen sind, ist abhängig von einer Vielzahl unterschiedlicher Faktoren aufseiten der Familie bzw. der Krankheit in ihren unterschiedlichen Kontexten. Einige der Faktoren, die beim Aufeinandertreffen eines Familiensystems und eines Krankheitssystems eine wichtige Rolle spielen, sind in Abbildung 2 dargestellt. So entsteht ein kompliziertes Netzwerk sich gegenseitig beeinflussender Größen, das die Vorhersagbarkeit von familiären Reaktionen auf eine Erkrankung kaum ermöglicht.

1.3 Krankheitsspezifische Anforderungen

Abbildung 3 zeigt eine Typologie von Krankheiten, die Rolland 1984 zusammengestellt hat (Rolland, 2000). Sie beruht nicht nur auf den bekannten pathobiologischen Kriterien, sondern berücksichtigt zusätzlich psychosoziale Belastungsfaktoren.

Ausbruch	akut oder protrahiert
Verlauf	progredient oder konstant oder periodisch rezidivierend
Ergebnis	letal oder fraglich letal oder nicht letal
Behinderung	nicht oder leicht oder mäßig oder stark behindernd

Abb. 3: Psychosoziale Typisierung von Krankheiten

Unterscheidungskriterien sind die Merkmale *Ausbruch, Verlauf, Ergebnis* und *Maß an verbleibender Beeinträchtigung bzw. Behinderung* einer Erkrankung. Krankheiten mit ähnlichem Profil dieser psychosozialen Faktoren wirken sich ähnlich auf Familien aus, ganz unabhängig vom biologischen Krankheitsgeschehen:

- So wird eine akut auftretende Krankheit wie ein plötzlicher Herzinfarkt eine Notfallsituation hervorrufen, in der das gesamte Umfeld des Betroffenen schnell reagieren muss, während Schmerzen z. B. bei einer rheumatischen Erkrankung u. U. zunächst mäßig stark auftreten und es ermöglichen,

dass sich der Betroffene und sein Umfeld auf den Krankheitsprozess einstellen können.
- Eine Krebserkrankung, die sich verschlimmert, also progredient ist, wird mit Angst und Unsicherheit sowie in der Regel mit vielen Therapieversuchen einhergehen, während eine bleibende Lähmung nach einem Unfall oder einem Schlaganfall einen eher konstanten Verlauf hat und eine schrittweise Gewöhnung erlaubt. Ganz andere Anforderungen stellen Krankheiten, die im Intervall wieder auftreten, wie eine multiple Sklerose, bei der die Symptome nach einem Schub häufig wieder verschwinden, allerdings jederzeit wieder auftreten können.
- Zu wissen, ob eine Krankheit, wie zum Beispiel ein Bauchspeichelkrebs, mit hoher Sicherheit innerhalb der nächsten Jahre tödlich enden oder ob sie lebensbegleitend, aber nicht lebensverkürzend sein wird, wie das zum Beispiel bei manchen Demenzen der Fall ist, stellt einen großen Unterschied für Familien dar. Im Falle von kindlichen Leukämien besteht inzwischen zum Teil eine Überlebenswahrscheinlichkeit von über 90 %, dennoch ist die Bedrohung durch die Erkrankung für die Familien groß.
- Wird eine Erkrankung eine bleibende Behinderung mit sich bringen? Kann sie folgenlos wieder verheilen? Zieht sie große Veränderungen des Alltags nach sich? All das ist von entscheidender Bedeutung dafür, inwieweit sie das Leben einer Familie beeinflusst oder verändert.

Das Ausmaß an Unsicherheit über Verlauf und Ausgang von Krankheit betrifft Familien unterschiedlich stark und ist eine weitere Dimension der psychosozialen Belastung.

1.4 Krankheitsstadien

Rolland (1984) hat drei Phasen familiärer Krankheitsverarbeitung unterschieden und sie dem akuten, chronischen und terminalen Krankheitsstadium zugeordnet (Abb. 4).

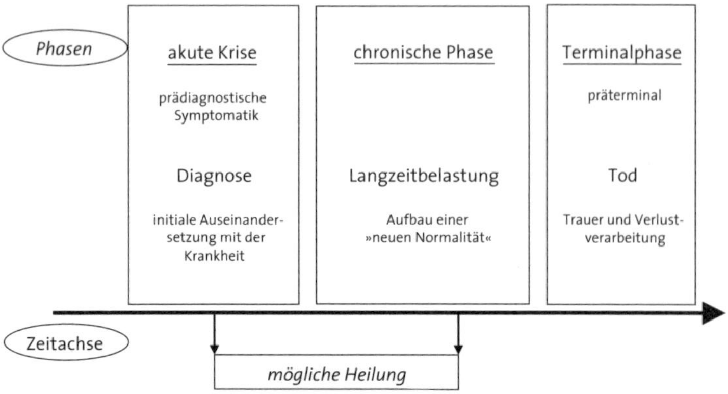

Abb. 4: Zeitphasen einer Erkrankung und Phasen psychosozialer Krankheitsverarbeitung

Schließt sich an die akute Phase ein chronischer Krankheitsprozess mit wiederholten medizinischen Kontrolluntersuchungen und Nachbehandlungen an, treten Anpassungsprozesse in den Vordergrund (Rolland 1994, 2000). Der Patient sucht Wege, mit der Krankheit zurechtzukommen, sei es durch Umstellung des Alltags, durch berufliche Umorientierung, durch veränderte Rollenzuweisungen in der Partnerschaft und Familie oder durch Anschluss an eine Selbsthilfegruppe etc. Häufig sind jedoch mit der Erkrankung der Verlust der körperlichen Integrität bzw. Intimität, der eigenen Autonomie und Entscheidungsfreiheit, der finanziellen Sicherheit und Lebensqualität sowie die Einschränkung von Flexibilität, Handlungsspielraum und Veränderungspotenzial verbunden.

Die Zeiten des Übergangs der Krankheitsstadien stellen erhebliche Anforderungen an Familien. Sie müssen neue Organisationsmuster finden, um den veränderten Aufgaben gerecht zu werden. War z. B. in der akuten Phase der enge Zusammenhalt der Familie von großem Wert, so kann er sich in der chronischen Phase eher hinderlich auf die Selbstständigkeit des Patienten und als Blockade für den weiteren Entwicklungsprozess auswirken. Beim Übergang von der chronischen zur terminalen Phase steht der Abschied von der neuen Normalität und den mit ihr inzwischen vertraut gewordenen Aufgaben an, damit man die letzte Zeit mit dem kranken Familienangehörigen bewusst erleben kann. Da chronische Krankheiten oft lebensbegleitend sind, werden wir ihnen im Kapitel »Krankheit und Behinderung im Lebenszyklus« einen eigenen Abschnitt widmen.

1.5 Krankheit als Familientrauma

Je nachdem, wie plötzlich oder heftig Krankheit eine Familie ereilt, kann sie potenziell psychisch traumatisierend wirken und somit Störungen der Informationsverarbeitung nach sich ziehen, die letztlich das Verhalten und in Extremfällen die Persönlichkeit von Betroffenen und Familienangehörigen im Sinne einer sekundären Traumatisierung verändern können. Ohnmachtsgefühle und existenzielle Ängste bei lebensbedrohlichen Krankheiten rufen Schockzustände hervor, die manche Familien nicht gut überwinden können (vgl. Fallbeispiel 11). Die familiäre Verarbeitung kann womöglich wie eingefroren sein, das Repertoire an Bewältigungsstrategien deutlich reduziert. Unter Umständen können sich Symptome einer posttraumatischen Belastungsstörung entwickeln. Korittko und Pleyer beschreiben in ihrem Band *Traumatischer Stress in der Familie* (2010, S. 78–95), dass die Reduktion der familiären Interaktionen bei traumatisierten Familiensystemen Parallelen zur eingeschränkten Nutzung des Gehirnes bei traumatisierten Individuen aufweist:

1) »Beim Trauma stehen bleiben« – das Steckenbleiben von traumatisierten Familien in einer bestimmten Form von Kommunikation erinnert an die Intrusionen, das unkontrollierbare Wiedererleben von Traumainhalten bei den Traumafolgestörungen. In solchen Familien besteht die Gefahr, dass der Unfall bzw. die Krankheit bzw. der Tod zum organisierenden Prinzip des Alltags wird.
2) »Nicht darüber sprechen« – die Sprachlosigkeit und das Vermeiden von Kommunikation innerhalb von Familien ent-

spricht der Konstruktion oder dem Vermeidungsverhalten von Menschen, die Traumata erlebt haben.

3) »Schnell etwas anderes tun« – dieses Muster, das einer posttraumatischen Übererregung ähnelt und in eine Art der »familiären Dissoziation« übergehen kann, ist ein weiteres Indiz, das auf eine nicht integrierte traumatische Erfahrung hinweisen kann.

1.6 Familienidentität

Viele Menschen schöpfen aus ihren gewohnten Abläufen im Alltag Kraft, haben dort ihre Ressourcen. Dazu gehören die Besonderheiten, die eine Familie ausmachen, z. B. gemeinsames Essen, gemeinsame Tagesabläufe, gemeinsame Ausflüge, Besuche, Familienfeste oder andere Rituale. Sie vermitteln das Gefühl von Zugehörigkeit und prägen bzw. gestalten die Familienidentität. Durch schwere Krankheiten treten Ausnahmesituationen auf, in denen diese Familienrituale außer Kraft gesetzt werden. Therapeuten sollten die Familien darauf hinweisen, dass nach der akuten Phase einer Erkrankung eine Art von neuer Normalität angestrebt werden sollte, in der auch diese Familienrituale wieder ihren Platz haben.

Dazu ist es hilfreich, bestimmte Bereiche mit den Familien zu besprechen, insbesondere:

- die Grundüberzeugungen bezüglich Gesundheit und Krankheit
- Ursachenzuschreibung (Krankheitsattributionen) der Familie
- Coping-Verhalten der Familie
- Auseinandersetzung der Familie mit der Krankheit
- Selbstwirksamkeit der Familie

Besondere Bedeutung kommt in diesem Zusammenhang dem Selbstwirksamkeitserleben einer Familie zu (vgl. Abschn. 1.2), gemeint damit sind:

- die Fähigkeit, im Rahmen des Krankheitsverlaufes eigene Entscheidungen zu treffen
- die Fähigkeit, Änderungen vertrauter Lebensgewohnheiten einzuleiten oder vertraute Lebensgewohnheiten bewusst beizubehalten (Rituale, Feste etc.)
- die Fähigkeit, Grenzen zu setzen gegenüber der Kontrolle, die der Krankheitsverlauf auf den Einzelnen oder die Familie ausübt
- die Fähigkeit, Hilfe in Anspruch zu nehmen, ohne die eigene Autonomie zu verlieren.

Fallbeispiel 1

Eine 50-jährige Frau, deren Mutter seit mehreren Monaten schwer krank und bettlägerig ist, glaubt sich wegen des drohenden Todes der Mutter nicht erlauben zu können, das Haus für die Weihnachtszeit zu schmücken. Ihre Depressionen, derentwegen derer sie sich seit einiger Zeit in ambulanter Psychotherapie befindet, werden in der Vorweihnachtszeit deutlich stärker. Der Therapeut thematisiert in einem von ihm initiierten Paargespräch mit dem Ehemann die Auswirkungen der Erkrankung der Mutter auf das Paar. Am Ende beschließt das Paar, das Haus wie immer zu schmücken. Einige Wochen später berichtet die Patientin, dass sie eine schöne Vorweihnachtszeit und ein schönes Fest hatten, an dem auch die kranke Mutter sich hatte beteiligen können.

1.7 Krankheitsattributionen

Krank zu sein und krank zu werden ist für den Einzelnen und die betroffenen Familienangehörigen eine denkbar persönliche und intime Erfahrung, vergleichbar am ehesten vielleicht mit der Intimität der Sexualität. Krankheit in der Familie ist verbunden mit der Erfahrung, Kontrolle zu verlieren, und konfrontiert die Beteiligten mit der Frage nach der Krankheitsursache und dem Erleben von Defiziten. Wie durch ein Vergrößerungsglas werden die Themen »Schuld« und »Versäumnis« im Krankheitsfall für den Einzelnen, fast mehr noch aber für die Angehörigen aus dem Lebenszusammenhang hervorgehoben:

- Was habe ich versäumt zu tun?
- Hätte ich es nicht abwenden können?
- Könnte ich nicht mehr tun, könnte ich nicht hilfreicher sein?

Wie kaum ein anderes Ereignis im Leben ist Krankheit geeignet, Gefühle zu polarisieren, Hoffnung und Verzweiflung wechseln sich ab, das Bedürfnis nach Nähe und Distanz wechselt abrupt, Leugnung und Akzeptanz stehen sich gegenüber, Lebensangst und Lebensmut sind Begleiter. Für die Arbeit mit diesen Patienten ist es hilfreich, sich mit den subjektiven Ursachenkonzepten bezüglich Krankheit und Gesundheit auseinanderzusetzen, die innerhalb von Familien oder Partnerschaften bestehen.

Wir können vermuten, dass insbesondere bei chronischen Krankheitsverläufen die Art und Weise, wie in der Familie über die Krankheit gesprochen wird, welche Ursachenzuschreibung die einzelnen Familienmitglieder finden, ganz wesentlich darüber mitbestimmt, ob Freiheitsgrade in der Krankheitsbewältigung und Krankheitsverarbeitung genutzt werden können.

Möglicherweise bieten die intrafamiliären Attributionsmuster ein Modell an, das es ermöglicht, sich dem anzunähern, was die systemische Theoriebildung mit dem Begriff »problemdeterminiertes System« beschreibt. Damit ist gemeint, dass in Familien kommunikative Muster um das Symptom entwickelt werden, die dann schließlich dieses Beziehungssystem charakterisieren. Die Beschreibung des Problems verändert das Problem. Als Mediziner könnte man sagen: Worte haben Wirkungen und Nebenwirkungen!

Attribution ist ein Begriff, der von F. Heider (1958) geprägt wurde. Gemeint sind damit bewusst oder unbewusst vorgenommene Ursachenzuschreibungen, im Falle von Krankheit also die von Patienten und ihren Familienangehörigen explizit oder implizit angenommenen Gründe für die Erkrankung. Eng damit verbunden ist die gesellschaftliche Bedeutung von Krankheiten.

Beispiele sind Alkoholismus und Aids, denen ein gesellschaftliches Stigma anhaftet, dem Alkoholismus das der Kontroll- und Haltlosigkeit, Aids das der Drogenabhängigkeit oder der Homosexualität. In Familien kann dies Schamgefühl wachrufen, zu Verheimlichungstendenzen führen und einen effektiven Umgang mit der Erkrankung verhindern. Diese gesellschaftliche Bedeutungsgebung verändert sich: Der Herzinfarkt z. B. hatte noch bis in die 70er-Jahre bei Männern im mittleren Lebensalter eine Art Vorzeigecharakter, sie wurden in gewisser Weise bewundert, da sie »heldenhaft«, ohne Rücksicht auf ihre Gesundheit, scheinbar alles für ihre Familien oder die Gesellschaft gegeben hatten. Heute ist mit Herzinfarkt deutlich weniger Anerkennung verbunden, ein gesunder sportlicher Körper ist für einen erfolgreichen Mann oder eine erfolgreiche Frau dagegen fast ein soziales Muss geworden. Heute werden mit Herzinfarkt viel eher Risikofaktoren, wie Rauchen, Hypertonus oder Hypercholesterinämie, assoziiert und damit Attributionen wie Willensschwäche und Unkontrolliertheit unterstellt. Krankheitsattributionen sind auch eng verbunden mit familiären Wertvorstellungen. Eine eher konservative Familie wird größere Schwierigkeiten im Umgang mit der Aidserkrankung ihres homosexuellen Sohnes haben als eine liberal eingestellte, da die Krankheit als Bedrohung ihres Wertesystems erlebt werden kann.

1.8 Familienzyklen

Die in Abbildung 5 dargestellte Lebensspirale der Familie zeigt die verschiedenen Entwicklungsphasen, die eine Person im familiären Kontext während ihres Lebens durchläuft. Diese Entwicklungsphasen sind gekennzeichnet durch unterschiedliche Grade der Abhängigkeit und des Aufeinander-bezogen-Seins der Familienmitglieder. Sie unterscheiden sich auch darin, ob in den zeitlichen Abläufen die Aktivitäten der Einzelpersonen eher nach innen (man spricht dann von zentripetalen Entwicklungsphasen) oder eher nach außen gerichtet sind (im Sinne von zentrifugalen Entwicklungsphasen). Je nachdem, in welche Phase dieses Zyklus eine schwere Krankheit fällt, wird sie sich unterschiedlich gravierend auswirken. Fällt die Krankheit in eine zentripetale Phase, so wird sie diese Phase des engen Familienzusammenhalts wahrscheinlich verlängern, aber sie wird nicht so phasenfremd sein wie eine schwere Krankheit, die in einer zentrifugalen Phase auftritt.

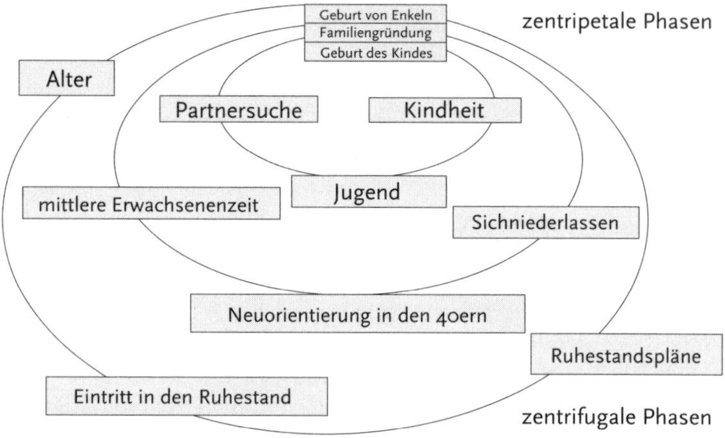

Abb. 5: Die Lebensspirale der Familie

Fallbeispiel 2

Ein 20-jähriger Mann erleidet bei der Ausübung einer Ferienarbeit schwere Verbrennungen an Armen und Beinen, sodass ein mehrwöchiger Krankenhausaufenthalt mit geplanter anschließender stationärer Rehamaßnahme notwendig wird. Die Familie fällt dadurch auf, dass sie sehr häufig auf die Station kommt oder anruft und immer wieder Fragen stellt, wann er entlassen werden kann, um wie viel Zeit der Studienbeginn verschoben werden muss etc. Der Druck der Eltern auf das Team der Intensivstation wird so groß, dass ein Familienmediziner hinzugezogen wird. Im gemeinsamen Gespräch mit den Eltern wird deutlich, dass der junge Mann kurz vor Beginn seines Studiums steht und gerade dabei war, mit seiner Freundin in die erste gemeinsame Wohnung zu ziehen. Dieser geplante Auszug aus dem Elternhaus hat für die Familie eine ganz besondere Bedeutung insoweit, als der Patient der Älteste von fünf Geschwistern ist und der Erste, der diese sehr eng zusammenhaltende Familie verlässt. Auf diese Abschiedsphase hatte sich die Familie schon lange vorbereitet und fühlte sich jetzt durch den eingetretenen Unfall massiv irritiert.

1.9 Familie und Stress

Die Familienstresstheorie hat sich in der ersten Hälfte des 20. Jahrhunderts entwickelt (McCubbin 1989): Eine ausführliche Darstellung findet sich bei Retzlaff (2010). Sie versteht die Verarbeitung von Stress als einen dynamischen Vorgang und hebt als entscheidende Parameter die kognitive Einschätzung und die Bewertung einer potenziell belastenden Situation hervor. Von besonderer Bedeutung sind dabei die Ressourcen einer Familie, die dabei helfen, Stress zu bewältigen. Nach Hill (1949) sind hier zu nennen:

- Vorherrschen einer nichtmaterialistischen Orientierung
- Flexibilität und Bereitschaft, starre Rollen (Ehemann/-frau, Vater/Mutter) aufzuheben
- Übernahme von Verantwortung für Familienaufgaben durch alle Familienmitglieder
- Bereitschaft, persönliche Interessen zugunsten von familiären Belangen zurückzustellen
- Stolz auf die Herkunftsfamilie und die Familientraditionen
- Vorhandensein einer starken emotionalen Einheit und Verbundenheit
- hohes Maß an gemeinsamen Freizeitaktivtäten
- ausgeprägte gleichberechtigte Muster bei Entscheidungsprozessen
- gleichberechtigte Verteilung von Macht in der Familie
- starke affektive Bindung zwischen den Familienmitgliedern.

Als wichtige protektive Faktoren gegen Stress werden Ressourcen angesehen, nach Retzlaff (2010) schlagen wir dabei folgende Einteilung vor:

- individuelle Ressourcen der Betroffenen wie Entwicklungsstand, Kommunikationsfähigkeit, Charme
- individuelle Ressourcen der Bezugspersonen wie Problemlösefähigkeiten, emotionale Stabilität
- familiäre Ressourcen wie Anpassungsfähigkeit, Flexibilität
- soziale Ressourcen wie verfügbare soziale Unterstützung, Arbeitsplatz
- externe Ressourcen wie finanzielle Lage, Pflegegeld, geeignetes Wohnumfeld
- Zeit als Ressource wie die Flexibilität der Zeitorganisation zwischen Partnern.

1.10 Familie und Resilienz

Nach Froma Walsh (1998) ist Resilienz die »Fähigkeit, angesichts belastender Lebensherausforderungen zu bestehen und zu wachsen, d. h. neue Kraftquellen zu entdecken und zu nutzen« (p. 4). Resilienzfördernde Faktoren sind hierbei (nach Lösel u. Bender 1999):

- Akzeptieren der Krise und der damit verbundenen Gefühle
- aktive Suche nach Lösungen
- aktive Suche nach Unterstützung
- proaktive Haltung
- Optimismus
- Vermeidung von Selbstanklagen
- Zukunftsorientierung und Planung
- bei Kindern eine warme, emotionale Beziehung zu mindestens einem Elternteil oder einer anderen Bezugsperson und ein emotional positives, unterstützendes und strukturgebendes Erziehungsklima

- Rollenvorbilder für ein konstruktives Bewältigungsverhalten bei Belastungen
- soziale Unterstützung durch Personen außerhalb der Familie
- dosierte soziale Verantwortlichkeiten
- Temperamentsmerkmale wie Flexibilität, Annäherungstendenz (= das Gegenteil von Vermeidungstendenz)
- Soziabilität.

Froma Walsh hat das Konzept der individuellen Resilienz auch auf Familien übertragen (2003) und beschreibt bestimmte Schlüsselprozesse als Voraussetzung für familiäre Resilienz – im Bereich der Organisation: Flexibilität, Verbundenheit und soziale und materielle Ressourcen; im Bereich der Kommunikation: gute Kommunikation, offener emotionaler Austausch und gemeinsames Problemlösen; und im Bereich der geteilten Glaubenssysteme: die Fähigkeit, Widrigkeiten Sinn zu geben, positive Zukunftssicht und Transzendenz und Spiritualität. (Siehe hierzu auch Retzlaff 2010.)

1.11 Familien und ihre Narrative

Menschen erzählen sich selbst und anderen Geschichten von ihrem Leben und bewerten, gestalten und verändern damit die Geschichten und das Leben mit. Mit dieser Thematik beschäftigt sich der soziale Konstruktivismus (Deissler et al. 1994), der die Bedeutung von kommunikativen Prozessen für unser Wirklichkeitsverständnis untersucht. Für Familien, die sich mit Krankheit und Behinderung auseinandersetzen müssen, ist es bedeutsam, ob diese Themen mit familiären Erfolgsgeschichten verknüpft sind oder mit Geschichten von Niederlagen, ob das Gelingen oder das Scheitern hervorgehoben wird, ob auf die Gefahren und Risiken oder die Chancen fokussiert wird. Hierbei können die Geschichten der einzelnen Familienmitglieder ganz unterschiedlich sein, verschiedene Aspekte der erlebten Wirklichkeit können im Vordergrund stehen.

Therapeutisch relevant ist, dass diese Geschichten umschreibbar und damit veränderbar sind, je nachdem, worauf die Aufmerksamkeit gelenkt wird. Zirkuläres Fragen, wertschätzende Konnotation, Reframing, Ressourcenorientierung sind systemische Techniken, die es ermöglichen, die Textur und Interpunktion von Geschichten zu verändern mit dem Ziel, damit aus einer alten Geschichte eine neue entstehen zu lassen, die einen spürbaren Unterschied macht.

1.12 Salutogenetische Aspekte

Die Fragen nach dem, was gesund macht und gesund erhält, sind noch immer für viele Behandler ungewohnt, obgleich sie schon vor mehr als 20 Jahren von dem Soziologen Aaron Antonovsky formuliert wurden (Antonovsky 1979, 1987). Im *Handbuch der Salutogenese* (Schüffel et al. 1998) werden die Grundelemente des Salutogenesekonzeptes folgendermaßen beschrieben:

> »Das Konzept der Salutogenese (von lat. salus: gesund, griech. Genese: Entstehung) beschreibt Kräfte, die dem Individuum helfen, Gesundheit zu entwickeln. Diese Kräfte fördern die Fähigkeit des Individuums, mit den Belastungen des Lebens erfolgreich, eben kreativ umzugehen. Dadurch entwickelt es den von Antonovsky so bezeichneten ›Sense of Coherence‹ (SOC) […], das ›Kohärenzgefühl‹ […]. Es scheint bereits in den Kindheitsjahren in seinen Grundzügen angelegt zu sein und bewirkt, dass wir mit den täglichen Belastungen wie auch mit schweren Traumata menschlichen Lebens in einer uns eigenen Weise umgehen.«

Aaron Antonovsky hat neben dem individuellen SOC vom Kohärenzgefühl als einer Eigenschaft von Gruppen gesprochen (Antonovsky 1987). Er führte den Sense of Coherence von Gruppen ein als eine wichtige Größe, die den individuellen SOC formen und verändern kann, und weitete 1988 mit Sourani das SOC-Konstrukt aus auf den familiären Kohärenzsinn (FSOC).

Die Komponenten, aus denen sich der Kohärenzsinn nach Antonovsky zusammensetzt, sind:

- der kognitive Aspekt: das Gefühl der Verstehbarkeit
- der pragmatische Aspekt: das Gefühl der Handhabbarkeit
- der emotionale Aspekt: das Gefühl der Sinnhaftigkeit.

1.13 Zusammenfassung

Die systemische Familienmedizin nimmt ihren Anfang in den ersten Jahrzehnten des 20. Jahrhunderts und hat sich um die Zeit der Jahrtausendwende an verschiedenen Orten der USA und in Europa etabliert. Sie untersucht die Auswirkungen von Krankheit und Behinderung auf unterschiedliche Familienmitglieder und die Familie als Ganzes und fußt dabei auf unterschiedlichen Theorien, wie zum Beispiel der Stresstheorie und den Konzepten von Resilienz und Salutogenese.

Die Verlagerung stationärer medizinischer Behandlungsleistungen in den ambulanten Bereich sowie das Anwachsen des Versorgungsbedarfs für chronisch kranke Patienten erfordern die Aktivierung psychosozialer Ressourcen, die in vielen Fällen ohne die Familie als primärer sozialer Kontext für Gesundheit nicht zu erbringen sind. Die Einbeziehung der Angehörigen in die Behandlung und Rehabilitation von Patienten gewinnt an Bedeutung, sodass die stärkere Berücksichtigung familienmedizinischer Aspekte im Gesundheitswesen eine längst überfällige Notwendigkeit ist.

2 Gesprächstechniken und Interventionen

2.1 *Grundsätzliches*

Je nach Grad und Schwere einer Erkrankung unterscheiden sich die Notwendigkeiten und die Art der Einbeziehung der Familie in den Behandlungsprozess. Sehr anschaulich wird dies in dem von Doherty und Baird 1987 entwickelten Fünfstufenmodell zur Integration von Familien in den Behandlungsablauf dargestellt (Abb. 6).

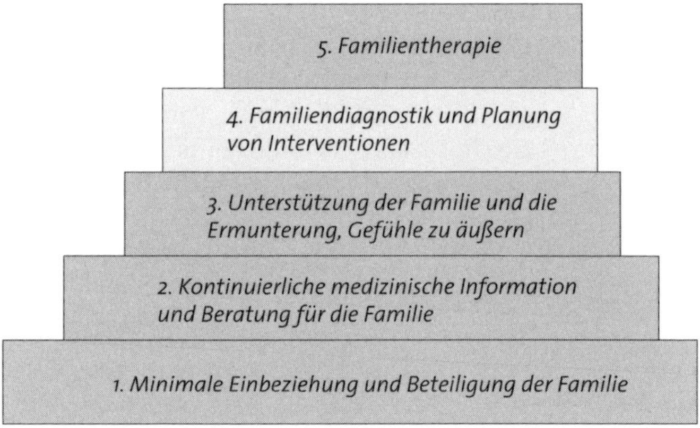

Abb. 6: Stufen der Integration der Familie (nach Doherty a. Baird 1987)

Stufe 1: Hier erfolgt eine geringe Einbeziehung der Familie im Rahmen der medizinischen Routineversorgung. Es finden sich kaum biopsychosoziale Wechselwirkungen bei weitgehend komplikationslosem Behandlungsverlauf. Beispiel hierfür ist z. B. eine unkomplizierte Sportverletzung.

Stufe 2: Auf dieser Stufe wird die Familie zunehmend integriert und erhält ständig Rat und medizinische Informationen.

Dies ist notwendig bei schwerwiegenden Erkrankungen, die aber nur geringe psychosoziale Wechselwirkungen nach sich ziehen und einen günstigen Behandlungsverlauf zeigen. Beispiel ist eine unkompliziert verlaufende Lungenentzündung.

Stufe 3: Auf dieser Stufe soll die Familie dabei unterstützt werden, Gefühle zum Krankheitsgeschehen zu äußern. Die familiären Bewältigungsprozesse erfahren eine Begleitung. Dies ist indiziert bei schwerwiegenden somatischen Erkrankungen mit erheblichen psychosozialen Wechselwirkungen, wie bei einem Herzinfarkt oder einem Schlaganfall.

Stufe 4: Eine systematische Familiendiagnostik und geplante Interventionen sind immer dann erforderlich, wenn es zu fortdauernden und schwerwiegenden biopsychosozialen Wechselwirkungen kommt mit unbefriedigendem Behandlungsmanagement oder ausbleibendem Behandlungserfolg. Dies sind oft Erkrankungen mit schlechter Prognose oder sehr ungewissem Verlauf. Die Stufe 4 ist die Ebene der systemischen Familienmedizin.

Fallbeispiel 3

Eine 56-jährige, bis dahin gesunde Frau bemerkt kurz vor Weihnachten, dass ihre linke Hand schwächer wird. Erst nach mehreren Wochen und Konsultation vieler Ärzte erfährt sie: Sie leide an einer amyotrophen Lateralsklerose, da könne man sowieso nichts mehr machen. Die Familie informiert sich im Internet über die Erkrankung und erfährt, dass sie in der Regel innerhalb weniger Jahre tödlich endet. Die Patientin ist daraufhin so erschrocken, dass sie starke Ängste entwickelt und das Haus wochenlang nicht verlassen kann. Auf Empfehlung des Hausarztes meldet sie sich mit ihrem Ehemann in der familienmedizinischen Sprechstunde. Bei dem Gespräch mit zwei Therapeuten sind Thema die bisherige Krankheitsgeschichte und das Wissen über die Prognose, und das Hauptthema ist »Möglichkeiten zum Umgang mit der Angst«. Die Therapeuten melden am Ende rück, für wie bewundernswert sie den bisherigen Umgang der Familie mit der Krankheit halten, wie gut sie die Angst verstehen können und dass sie es sehr gut finden, dass das Paar sich bewusst mit dem Umgang mit der Angst auseinandersetzt. Außerdem erzählen sie dem Paar von einer logopädischen Methode, die speziell bei diesem Krankheitsbild eingesetzt werden kann. Weitere Gespräche werden vereinbart.

Stufe 5: Auf dieser Stufe findet eine psychotherapeutische Familienbehandlung, also eine systemische Familienpsychotherapie, statt, z. B. bei schwer zu führenden Patienten, die überdurchschnittlich viele medizinische Leistungen in Anspruch nehmen, deren Behandlungsverlauf sehr unbefriedigend ist und bei denen erhebliche psychosoziale Komplikationen bzw. familiäre Wechselwirkungen bestehen.

Fallbeispiel 4

Der Patient ist ein achtjähriger Junge, der mit fünf Jahren an einer bei Kindern sehr seltenen Leukämieform erkrankt ist und sich mit sieben Jahren einer Knochenmarktransplantation unterziehen musste. Seitdem finden monatliche Blutbildkontrollen statt. Dem medizinischen Personal fiel auf, dass der Junge bei diesen Kontrolluntersuchungen und bei zusätzlichen Untersuchungen zwischen den vereinbarten Terminen sehr schwach und klagend wirkte, obwohl laborchemisch und vom körperlichen Befund her keine Auffälligkeiten bestanden. Außerdem klagt die Mutter darüber, dass die Beziehung zu ihrem Ehemann zunehmend schwierig werde und sie an Scheidung denke. Wegen der hohen Inanspruchnahme von medizinischen Untersuchungen und den offenbar schwerwiegenden familiären Auswirkungen stellten wir nach einem ersten diagnostischen Gespräch die Indikation zu psychotherapeutischen Paargesprächen mit den Eltern.

Die krankheitsbedingten Belastungen der Stufen 4 und 5 unterscheiden sich von denen der Stufe 3 vor allem durch die Komplexität der familiären Problematik und das Vorhandensein bzw. das Ausmaß effektiver Bewältigungsstrategien.

Chronische Krankheit wirkt auf Alltagsprobleme und Meinungsverschiedenheiten in einer Familie wie ein Vergrößerungsglas, sodass sich Schuld- und Defizitgefühle zu den Belastungen durch die Erkrankung noch hinzuaddieren. Meinungsverschiedenheiten, die sonst eine regulative Funktion innerhalb des familiären Systems innehaben, verschärfen nun die Krise. Die Themen der Krankheitsverarbeitung und Bewältigung stehen deshalb bei der familienmedizinischen Betreuung von Paaren und Familien im Vordergrund ebenso wie die Auswirkung der Erkrankung auf die einzelnen Familienmitglieder. Kompetenzen und Ressourcen zur Krankheitsverarbeitung werden unterstützt, damit es Familien schrittweise gelingt, der Krankheit einen angemessenen Platz im familiären Alltag zu geben.

2.2 Therapeutisches Vorgehen in der Beratung und Behandlung

Die systemische Familienmedizin weist gegenüber der Psychotherapie von Familien einige Besonderheiten auf (Abb. 7).

Einer der wichtigsten Unterschiede ist, dass dysfunktionale Verhaltensmuster in der systemischen Familienmedizin primär als Reaktion auf die Krankheitsbelastung angesehen werden, nicht als Ausdruck einer kommunikativen Familienpathologie. Viele Familien fühlen sich nach wie vor stigmatisiert, wenn ihnen psychotherapeutische Hilfe empfohlen wird. Die Aussage der Therapeuten, dass schwere Krankheiten für alle Familien eine große Belastung darstellen, dass es deshalb sinnvoll sei, von Anfang an der Familie Experten im Umgang mit der Erkrankung zur Seite zu stellen, kann helfen, die Schwelle zu senken, diese Hilfe auch in Anspruch zu nehmen.

Familienpsychotherapie	**systemische Familienmedizin**
Arbeiten mit Familien, die mit einem Problem nicht oder nur unzureichend zurechtkommen	Arbeiten mit Familien, die mit einer Krankheit nicht oder nur unzureichend zurechtkommen
Im Mittelpunkt stehen die Beziehungen der Familienmitglieder untereinander.	Im Mittelpunkt stehen die Erkrankung und ihre Auswirkung auf die Familienmitglieder.
therapeutischer Fokus:	therapeutischer Fokus:
Anregen von Veränderung von Interaktionsmustern	Unterstützen von Kompetenzen und Ressourcen zur Krankheitsverarbeitung
eher aufdeckend	eher supportiv
Die Familie »bestimmt« den Auftrag.	Die Krankheit »bestimmt« den Auftrag.

Abb. 7: Unterschiede zwischen der Familienpsychotherapie und der systemischen Familienmedizin

Das therapeutische Vorgehen sollte daher eher supportiv als aufdeckend sein, Ressourcen und Kompetenzen der Familienangehörigen sollten unterstützt werden. Allein durch das Vorliegen einer schweren Erkrankung ist die Indikation zum Angebot familienmedizinischer Unterstützung schon gegeben. Welche Behandlungstechniken dies für die praktische Umsetzung des familienmedizinischen Ansatzes bedeutet, soll im Folgenden dargestellt werden (vgl. auch Helmich, Helmich, Hendrischke u. Sturm 2006).

2.3 Anamnese

Um zu klären, wie eine Familie eine schwere Krankheit erlebt, empfiehlt die amerikanische Familienpsychologin Susan McDaniel (McDaniel, Hepworth u. Doherty 1997) 17 Fragen:

- Was verursacht Ihrer Meinung nach Ihre Beschwerden?
- Warum begann es Ihrer Meinung nach gerade zu diesem Zeitpunkt?
- Was bewirkt Ihrer Meinung nach die Krankheit bei Ihnen?
- Wird Ihre Krankheit einen langen oder kurzen Verlauf haben?
- Welches sind die Hauptprobleme, die Ihnen Ihre Krankheit verursachen?
- Wovor haben Sie bei Ihrer Krankheit am meisten Angst?
- Welche Behandlung sollten Sie Ihrer Meinung nach bekommen?
- Welches sind die wichtigsten Ergebnisse, die Sie sich von dieser Behandlung erhoffen?
- Sind Komplikationen zu erwarten?
- Welche Erfahrungen haben Ihre Angehörigen mit Krankheiten?
- Hatte je ein anderes Familienmitglied eine ähnliche Erkrankung wie Sie jetzt?
- Wie haben Sie oder Ihre Familie sich in der Vergangenheit von einer Krankheit erholt?
- Was könnte für Sie den Heilungsprozess erschweren?
- Ist Ihr Leben Ihrer Meinung nach lebenswert?
- Wie wird Ihrer Meinung nach die Verteilung von familiären Pflichten wegen der Krankheit des Patienten verändert werden müssen?
- Welche Familienmitglieder werden für die Pflege oder spezielle Hilfe verantwortlich sein, falls der Patient sie braucht?
- Falls die Krankheit bereits chronisch ist oder wahrscheinlich chronisch wird: Welche Pläne haben die einzelnen Familienmitglieder, das Problem auf lange Sicht zu handhaben?

2.4 Mitteilung von Diagnosen

Nicht nur für Verarbeitung der »schlechten Nachricht« durch Patienten und Angehörige, sondern auch für das weitere Vertrauensverhältnis zwischen Behandler und Familie ist es von großer Bedeutung, wie das Mitteilen einer Diagnose erfolgt.

Insbesondere sollte sich der Behandler vor Gesprächsbeginn folgende Fragen stellen:

- Bin ich auf das Gespräch fachlich und innerlich hinreichend gut vorbereitet?
- Was möchte ich wie mitteilen?
- Könnte die Anwesenheit weiterer Personen (von Angehörigen, Krankenschwester, Fachkollegen) günstig sein?
- Wo finde ich eine ruhige und ungestörte Atmosphäre für das Gespräch?
- Wie kann ich Zeitdruck vermeiden?
- Welche positiven Botschaften kann ich neben der schlechten Nachricht übermitteln (z. B. Behandlungsmöglichkeiten, eigene positive Erfahrungen, Angebot zu weiteren Kontaktmöglichkeiten, Gespräche etc.?)

So belastend und bedrückend die Mitteilung einer schlimmen Diagnose für Menschen sein kann, so unterschiedlich können doch die Empathie und Solidarität empfunden werden, die diesen Vorgang begleiten und unter Umständen ein besonderes Vertrauensverhältnis begründen.

2.5 Informationen und psychologische Beratung

Der Bedarf an Informationen ist gerade zu Beginn einer schweren Erkrankung am größten. Die Familien erhalten Informationen über die behandelnden Ärzte, aber auch über die Laienpresse und durch Erfahrungsberichte anderer Betroffener und beginnen eigene Recherchen in Literatur und Internet, um nur einige Quellen zu nennen. Die Fülle dieser Auskünfte kann sich sehr verwirrend auswirken und zur Verunsicherung führen. Für Therapeuten ist es sinnvoll, sich bei den Familien über ihren Informationsstand zu erkundigen und eventuell bei offenen Fragen durch Kontaktaufnahme mit den anderen Behandlern zur

Klärung beizutragen. Auch im weiteren Verlauf sollte sichergestellt werden, dass Betroffene die Informationen haben, die sie benötigen, und sie sollten von ihren Behandlern ermutigt werden, weitere Fragen zu stellen.

2.6 Umgang mit Abwehrhaltungen und Schuldgefühlen

Wenn sich im Gespräch mit der Familie ungünstige Bewältigungsstrategien zeigen, ist es nicht empfehlenswert, sie als dysfunktionale Verhaltensweisen sofort zu verwerfen, sondern es wird der Familie gerechter, das, was gut gelingt, zu unterstreichen. Die Familien wissen in der Regel, an welcher Stelle sie etwas besser machen könnten, haben aber noch keine für sie passende Verhaltensmöglichkeit gefunden. Es ist wichtig, jedem Familienmitglied die Zeit zur Verarbeitung der Situation zu lassen, die es braucht. Wenn es Phasen gibt, in denen der Patient oder ein Angehöriger sich lieber zurückzieht, so sollte das anerkannt werden als zum jetzigen Zeitpunkt vermutlich beste Verarbeitungsmöglichkeit. Es wirkt für Familien oft erleichternd, wenn sie hören, dass sich die Einschätzung von »normalem Verhalten« nach Schwere und Dauer der Situation richtet und, wenn überhaupt, nur von jemandem beurteilt werden kann, der in einer ähnlichen Situation steckt.

2.7 Erleichtern der Kommunikation

Im Laufe einer Krankheit entwickelt jede Familie gewisse »Muster«, wie sie um die Krankheit interagiert und wie sie über sie kommuniziert (zum Musterbegriff siehe Luhmann, 1988).

Madsen (1992) beschrieb bei einer Untersuchung von Patienten, bei denen Behandlungsschwierigkeiten auftraten, folgende Muster in der Kommunikation mit ihren Partnern und ihren Hausärzten: Während die Patienten ihre objektiv ernsthafte Erkrankung entweder als unproblematisch oder subjektiv als unkontrollierbar einschätzten, bewerteten die Ehepartner den Gesundheitszustand als durchaus kritisch und auch durch die Patienten beeinflussbar. Dies führte bei den Ehepartnern zu Schwierigkeiten in der Interaktion, die die unterschiedlichen Positionen noch verfestigten. In den Fällen, in denen die Behandler aktiv Stellung für die Position der Ehepartner und gegen die Patienten bezogen, wurden sie in die Auseinandersetzung der Paare involviert und erreichten in der Regel eher eine weitere Verfestigung des verharmlosenden Verhaltens der Patienten. Eine Empfehlung der Autoren zum Verhalten der Behandler in solchen Fällen lautet, statt der Frage: »Warum verhält sich dieser Patient nicht gemäß unseren Empfehlungen?«, die Frage zu stellen: »Was hält diesen Patienten davon zurück, sich entsprechend zu verhalten?«

2.8 Aufrechterhalten der Kommunikation

Nicht nur in der Anfangsphase einer schweren Erkrankung ist es wichtig, dass die Familienangehörigen miteinander kommunizieren. Das ist in vielen Fällen nicht unproblematisch, z. B. wenn Patient und Angehörige sich gegenseitig schonen wollen, indem sie ihr Wissen über die Schwere der Erkrankung verheimlichen. Jedoch kann sich Unausgesprochenes, das dennoch jeder in der Familie spürt, zur Keimzelle von Fantasien und Ängsten entwickeln, die die Kommunikation zusätzlich erschweren oder blockieren. Es ist einfacher, wenn die Familienmitglieder möglichst früh den Mut zur Offenheit finden, sodass sie ihr Wissen, ihre Ängste und ihre Sorgen miteinander teilen können. Unterstützen kann ein Therapeut diesen Prozess dadurch, dass er die Schutzfunktion solcher Geheimnisse anerkennt, gleichzeitig aber auch zur Offenheit ermuntert und den Raum dazu, z. B. zu einem Familiengespräch, zur Verfügung stellt.

Die unterschiedlichen Phasen einer Erkrankung bringen immer neue Herausforderungen mit sich. Um diese Phasenübergänge zu bewältigen, müssen die Familienmitglieder immer wieder neue Absprachen treffen, wenn sich etwas verändert hat. Die Vorbereitung darauf, dass Absprachen geändert werden können und müssen, kann von Defizitgefühlen entlasten, wenn

»wieder einmal etwas nicht geklappt« hat. Das ist vor allem bei Krankheiten mit progredientem Verlauf von Bedeutung.

Kommunikationsprobleme zwischen Patienten, Familie und den Mitgliedern des medizinischen Systems sind im Verlauf von Erkrankungen eher die Regel als die Ausnahme. Ausgelöst werden sie auf Patienten- und Angehörigenseite durch schlechte Erfahrungen mit dem Gesundheitssystem und auf der Seite der Behandler durch hohe Anspannung und Stress durch Überbelastungen. Eine Berücksichtigung der subjektiven Krankheitstheorien und -überzeugungen der Patienten und ihrer Familien durch die Behandler ist förderlich für einen befriedigenden Umgang mit den Krankheitsfolgen. Erleichtert werden kann die Kommunikation im Einzelfall durch Anwesenheit eines psychologischen Beraters bei Gesprächen zwischen Arzt und Patient bzw. Familie. Das hat unter anderem auch ganz praktische Gründe: In Gesprächen mit den Ärzten ist die Anspannung der Patienten und ihrer Angehörigen häufig hoch, sodass sie nicht alles, was gesagt wird, auch richtig verstehen. Hier kann ein psychologischer Berater durch eigenes Nachfragen größere Klarheit und Transparenz erzeugen, zum anderen kann er sich in weiteren Kontakten mit der Familie auf das, was gesagt wurde, beziehen und es eventuell noch einmal verdeutlichen.

2.9 Anerkennen der Verlustperspektive

Riedesser fand in einer großen Studie (Riedesser u. Schulte-Markwort 1999) heraus, dass bei Kindern mit einem schwer erkrankten Elternteil häufig depressive Symptome mit und ohne Suizidalität, Ängste, Konzentrations- und Lernstörungen, Zwangssymptome, Konversionssymptome, Verwahrlosung und Drogenabusus, regressive Symptome oder Überanpassung anzutreffen sind.

Belastet sind auch die Eltern schwer erkrankter Kinder.

Nach einer Studie von Silver et al. (1998) entwickeln 47 % der Eltern von chronisch kranken Kindern psychische Symptome.

Im Vergleich zu Geschwistern gesunder Kinder entwickeln Geschwister chronisch kranker Kinder doppelt so häufig Depressionen, Angst- oder Zwangssymptome (*The Ontario Child Health Study:* Cadman, Boyle a. Offord 1988).

Krankheit ist immer auch eine Verlusterfahrung, und die Leistung jedes Familienmitgliedes sollte ausreichend gewürdigt werden. Gegenseitige Anerkennung und Wertschätzung innerhalb der Familie für das, was jeder Einzelne leistet, helfen »durchzuhalten« und stellen einen gewissen Ausgleich dar für das, was verloren gegangen ist. Therapeuten können, ausgehend von der Verlustperspektive, leicht verdeutlichen, wie wichtig es ist, auf »Tankstellen« oder »Kraftoasen« zu achten.

2.10 Balanced Coping – Konzept der ausgewogenen Bewältigung

Arbeitet man mit Familien, die von Krankheit betroffen sind, ist dies ein Modell, das eine Vision vermittelt, wie sie mit Krankheit angemessen leben können. Ausgewogene Bewältigung bedeutet hier: zum einen Eingehen auf die Erfordernisse der Erkrankung, zum anderen Weiterentwicklung der persönlichen und familiären Lebenszyklen (Abb. 8).

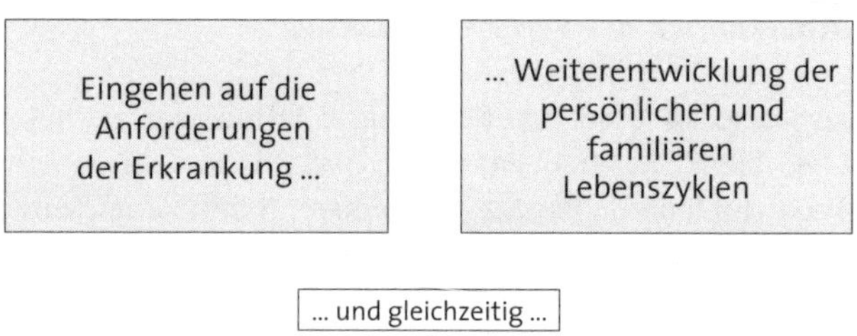

Abb. 8: Balanced Coping – Konzept der ausgewogenen Bewältigung

Mit den Familien darüber zu sprechen, dass Gefühle von Schuld und Scham nicht ungewöhnlich sind, dass sie aber oft ausgeräumt werden, wenn offen darüber gesprochen wird, kann ebenfalls erleichternd wirken.

Fallbeispiel 5

Ein sechsjähriger Junge, dessen neunjähriger Bruder an einem Osteosarkom unterhalb des Knies erkrankt und operiert werden muss, entwickelt Verhaltensauffälligkeiten im Sinne von starkem Rückzug. Erst nach und nach erfahren die Eltern, dass er glaubt, schuld an der Erkrankung des Bruders zu sein: Beim Fußballspielen hat er ihm vor einigen Wochen fest an ebenjenes Bein getreten.

2.11 *Hilfreiche Metaphern*

Neben der anfangs zitierten Metapher der Staatsbürgerschaft im Reich des Wohlbefindens und dem des Unwohlseins eignet sich die Metapher von Krankheit als ungebetenem Gast für die Kommunikation mit Familien:

»Es ist, als ob plötzlich jemand Ihre Tür aufreißt, ins Haus stürmt, sich mitten ins Wohnzimmer stellt und schreit: ›Ha! Jetzt bin ich da! Und freiwillig geh ich jetzt hier nicht mehr weg! Und wenn Ihr hier jetzt nicht nach meiner Pfeife tanzt und tut, was ich sage, dann werde ich einem von euch ganz schön wehtun oder ihn sogar sterben lassen!‹ Dieser ungebetene Gast wird sich in Ihr Wohnzimmer setzen und sich von Ihnen bedienen lassen. Und natürlich werden Sie das zunächst auch tun. Langfristig ist zu überlegen, wie Sie es schaffen können, den ungebetenen Gast aus dem Wohnzimmer wieder rauszukriegen und ihn vielleicht in ein Gästezimmer zu verlegen. Dort bekommt er zu essen und zu trinken und darf auch regelmäßig ins Bad und auf die Toilette, aber er bestimmt nicht mehr das ganze Familienleben, sodass die einzelnen Mitglieder Ihrer Familie auch ein Stück weit normal weiterleben können.«

Diese Metapher kann gut mit dem Anfertigen eines Grundrisses des Hauses oder der Wohnung der Familie verknüpft werden. Man kann dann zusammen überlegen, wo ein geeigneter Platz für die Krankheit sein könnte, woran wer merken könnte, wo sie sich aufhält, und wer sie wie beeinflussen kann.

Die Wirkung, die eine solche Arbeit mit Familien hat, ist die, dass durch Einnehmen einer Metaebene das Gefühl von Kontrolle und Selbstwirksamkeit gestärkt wird. Der spielerische Umgang mit dem Bedrohlichen nimmt im Idealfall die Schwere von einer belastenden Situation, und sei es nur für kurze Zeit.

2.12 Familienskulptur und Familienbrett

Auch diese beiden systemischen Methoden bieten einen eher spielerischen Zugang zu dem »ernsten« Thema »Krankheit« (von Schlippe u. Schweitzer 1996).

Ursprünglich wurden Familienskulpturen im Psychodrama entwickelt. Es ist mit dieser Technik möglich, die Komplexität von Familiensystemen darzustellen, indem miteinander verbundene Prozesse in ihrer Gleichzeitigkeit und rekursiven Zirkularität beschrieben werden können. Die Familienskulptur ist eine sehr erlebnisintensivierende Methode, sozusagen eine nichtverbale Aktionstechnik, die unabhängig von der sozialen Zugehörigkeit und damit verbundener möglicher Ausdrucksschwäche, unabhängig vom Alter der Patienten und unabhängig von ihrer Problematik eingesetzt werden kann.

Ein »Bildhauer«, zum Beispiel ein Geschwisterkind, soll aus den anderen Familienmitgliedern spontan eine Skulptur formen, indem er sie nacheinander in einem vorhandenen Raum so aufstellt, dass der räumliche Abstand die zwischen ihnen bestehende emotionale Nähe oder Distanz abbildet. Außerdem soll er jedem Familienmitglied eine für seine Position und sein Verhalten in der Familie charakteristische Mimik, Gestik und Körperhaltung geben. Möglich sind nun die Darstellung der Familie, bevor eine Krankheit ausbrach, und eine Darstellung der Familie, wie es jetzt ist. Dann kann sich jedes Familienmitglied zu seinen Gedanken und Gefühlen an dem Ort, an dem es aufgestellt wurde, äußern, und auch darüber, was es anders gestellt hätte. Wo könnte die Krankheit in der Skulptur aufgestellt werden, zum Beispiel repräsentiert durch einen Stuhl oder ein anderes Symbol? Welche Veränderungen würden die einzelnen Personen sich wünschen, damit sie sich wohler fühlen? Was könnten erste Schritte dazu sein? (Vgl. dazu auch Hagemann 2003.)

Das Familienbrett wurde 1978 von Kurt Ludewig am Institut für systemische Studien in Hamburg als Hilfsmittel für systemorientierte Praktiker und Forscher der Familientherapie und -theorie entwickelt. Ziel war die sinnvolle Reduktion der Vielfalt der familiären Prozesse auf eine leicht mitteilbare Beschreibungsform. Das Familienbrett wird in ähnlicher Weise wie ein Brettspiel gehandhabt, das sozusagen eine symbolisierte Version einer Familienskulptur in Miniaturformat ist, sich aber von ihr dadurch unterscheidet, dass mit der Aufstellung auf dem Brett eine Kommunikationsebene entsteht, die unterscheidbar ist von der aufstellenden Person. Einzelpersonen und Familien können darauf Familienmitglieder und ihre Beziehungen zueinander mithilfe von Holzfiguren auf einem Holzbrett darstellen.

2.13 Ressourcenbogen

Der Ressourcenbogen (Abb. 9a) eignet sich zum Erarbeiten sowohl individueller als auch familiärer Ressourcen in der Arbeit mit Familien. Im dargestellten Beispiel (Abb. 9b) wurde der Bogen mit der 14-jährigen Tatjana bearbeitet, deren Mutter seit zwei Jahren wegen einer metastasierenden Krebserkrankung behandelt wird.

Anzukreuzen ist in der Skala die aktuelle Nutzung der jeweiligen Ressource, wobei 10 die maximale Nutzung bedeutet.

Ressource	1	2	3	4	5	6	7	8	9	10	symbolische Darstellung	Körperrepräsentanz
Name: Datum:												

Abb. 9a: Ressourcenbogen

Bitte kreuze auf der Skala an, wie stark Du eine Ressource zur Zeit nutzt, wobei 10 maximal bedeutet!

Ressource	1	2	3	4	5	6	7	8	9	10	symbolische Darstellung	Körper-repräsentanz
Name: Tatjana Schmidt **Datum:** 2.10.2010												
Familie									x		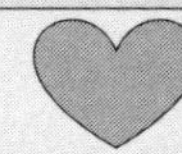	Herz
Durchhalte-vermögen						x					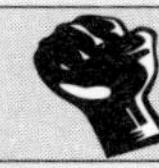	Unterarme
Kreativität					x							Bauch
Musik					x						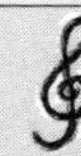	Herz
Sport						x					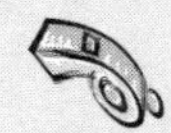	Oberschenkel
Mut								x			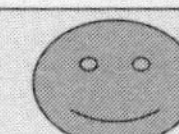	Brust

Abb. 9b: Ressourcenbogen

Der folgende Dialog skizziert, wie man mit dem Ressourcenbogen arbeiten kann:

Fallbeispiel 6

THERAPEUTIN: Ich möchte mit dir jetzt einmal schauen, welche Ressourcen – das sind Kraftquellen – dir eigentlich zur Verfügung stehen. Überleg mal, ob es in deinem Leben einmal eine schwierige Zeit gab, die du gut gemeistert hast.

PATIENTIN: Da fällt mir unser Umzug vor drei Jahren ein. Da war ich zuerst ganz schön unglücklich, und in der neuen Schule hat es mir auch nicht gefallen.

T: Gutes Beispiel! Was würdest du sagen: Was hat dir damals geholfen, diese schwierige Zeit zu meistern?

P: Zuerst einmal meine Familie. Meine Eltern haben sich mehr Zeit als sonst für mich genommen und haben mit mir überlegt, in welchen Sportverein ich eintreten kann, und mein großer Bruder hat mich ein- oder zweimal mitgenommen, als er sich mit neuen Bekannten traf.

T: Würdest du sagen, deine Familie ist eine wichtige Ressource oder Kraftquelle für dich?

P: Auf jeden Fall – schreiben Sie die ruhig in das erste Feld!

T: Okay, welche Ressourcen haben dir noch geholfen? Vielleicht Eigenschaften von dir oder Hobbys?

P: Eigenschaften – vielleicht mein Durchhaltevermögen! Ich hab da richtig die Zähne zusammengebissen und habe diese schwierige Zeit ausgehalten, und vielleicht auch meine Kreativität, weil ich mir dann richtig was einfallen lassen musste: Ich habe in der neuen Schule einen Lauftreff vorgeschlagen, und da habe ich dann einige Freunde gefunden.

T: Soll ich Durchhaltevermögen und Kreativität aufnehmen in deine Ressourcensammlung? Und ist Sport auch so eine Kraftquelle für dich?

P: Ja – schreiben Sie alle drei hinein. Und Musik ist auch noch wichtig. Ich spiele Cello, und das hilft mir auch ganz gut in schwierigeren Zeiten.

T: So, jetzt haben wir noch eine Zeile frei – fällt dir noch eine weitere Kraftquelle ein, die dir damals half?

P: Ich glaube, mein Mut ist noch so eine gute Kraftquelle für mich.

T: Okay. Dann kannst du jetzt mal überlegen, wie stark du diese Ressourcen im Moment nutzt, um mit der schwierigen Situation zu Hause umzugehen. 10 würde bedeuten, du nutzt sie maximal, 1 würde bedeuten, du nutzt sie ganz wenig, dazwischen entsprechend. Was würdest du sagen?

Als Nächstes möchte ich dich bitten, dir für jede deiner Ressourcen ein bildhaftes Symbol einfallen zu lassen. Du könntest diese Symbole dann auch zu Hause auf ein großes Papier malen, dann hast du sie leicht vor Augen ...

Und jetzt achte einmal darauf, wo in deinem Körper du es spürst, dass du diese Ressourcen hast ...

Sowohl die symbolhafte Darstellung als imaginative Technik wie auch die Verankerung im Körper als körpertherapeutischer Zugang sind für manche Klienten zunächst ungewohnt, erfahrungsgemäß erhöhen sie aber den Zugang zu den Ressourcen und intensivieren den Nutzen.

2.14 Zeitlinienarbeit

Eine gut praktikable Methode zum Bewusstmachen dessen, dass das Leben im Fluss ist – eine Gewissheit, die in schweren und anstrengenden Zeiten häufig verloren geht –, ist das Arbeiten mit einer Zeitlinie (Nemetschek 2006; Retzlaff 2009). Imaginativ oder unterstützt durch bunte Seile, können im Raum auf der Linie Vergangenheit, Gegenwart und Zukunft symbolisiert werden, die einzelnen Personen können auf der Linie entlangschreiten, nach vorne oder nach hinten schauen, schwierige Zeiten durch z. B. kurvige Verläufe kennzeichnen, Symbole für Stolpersteine oder Ressourcen hinzufügen u. v. m. Fragen der Therapeuten können z. B. sein:

- Wenn dort, wo Sie jetzt stehen, die Gegenwart ist, was sehen Sie, wenn Sie zur Vergangenheit zurückschauen? Welche Zeit war die schwierigste? Welche Ressourcen haben Ihnen damals geholfen?
- Wenn Sie jetzt nach vorne, in die Zukunft schauen: Wo werden Sie in einem Jahr sein, wo in fünf Jahren, wo in zehn Jahren? Was wird sich verändert haben? Was wäre Ihre Wunschvorstellung für in fünf Jahren? Welche eigenen und welche Familienressourcen können Ihnen helfen, dorthin zu kommen?

2.15 Das Genogramm

Die Erlebnisse mit den ersten Symptomen einer Erkrankung, den Ängsten und Ungewissheiten des Anfangs, der Suche nach einer Diagnose, den Erfahrungen mit Behandlern, mit Helfern und mit dem Gesundheitssystem haben in den meisten Fällen eine große Bedeutung, weil sie die erste Begegnung mit der Welt der Krankheit darstellen. Im Gespräch darüber können Kränkungen und Ängste thematisiert werden, und der Therapeut kann ein Verständnis dafür entwickeln, wie eine Familie die Krankheit und ihre Folgen erlebt hat und erlebt. Menschen reagieren in der Regel auf Krankheit mit Verhaltensweisen, die auf eigenen Erfahrungen oder Erfahrungen wichtiger Bezugspersonen beruhen. Diese Bezugspersonen dienen als Modell dafür, welches Verhalten im Krankheitsfall angebracht scheint. Von großer Bedeutung ist daher das familienmedizinische Genogramm (siehe Abb. 10) als Sammlung generationsübergreifender Informationen über die Krankheiten in der Familie, weil darin Ressourcen sichtbar werden, die die Familie sich zunutze machen kann. Jede Familie trägt Erfahrungen in sich, die sie aus dem Umgang mit und der Bewältigung von schweren körperlichen Krankheiten, Schmerz und Krisen gewonnen hat.

Im krankheitsspezifischen Genogramm werden diese unschätzbaren Erfahrungen für die Familie und den Therapeuten zugänglich gemacht. Das krankheitsbezogene Genogramm ist dabei in erster Linie symptom- und weniger beziehungsorientiert. Genogramme können sehr ausführlich sein und eine Vielzahl von Informationen über Namen, Geburts-, Heirats-, Trennungs-, Scheidungs- und sonstige Daten, Berufe, Krankheiten, Beziehungen etc. enthalten, sie können aber auch beschränkt sein auf die Struktur der Familie und wenige wesentliche Informationen, je nachdem, für welchen Zweck sie angefertigt werden. Sie konzentrieren sich auf Muster von Krankheitserfahrung und Krankheitsbewältigung, die beziehungsgestaltende Wirkung der Krankheit wird nicht explizit gemacht, es sei denn vonseiten des Patienten und seiner Angehörigen. Es geht also in erster Linie um Grundüberzeugungen im Zusammenhang mit Krankheit und Gesundheit, die sich innerhalb einer Familie über Generationen ausgebildet haben. Uns interessiert dabei insbesondere, welches Krankheitsverhalten in der Familie praktiziert und welche Lösungen gefunden wurden. Das Krankheitsgenogramm erkundet aktuelles und tradiertes familiäres Verhalten rund um Krankheit und erlaubt es mitunter den Patienten, sich langsam außer mit familiärem Belastungsstress und Schmerz schließlich auch mit Emotionen auseinanderzusetzen bzw. sich ihnen anzunähern (vgl. McGoldrick u. Gerson 1990).

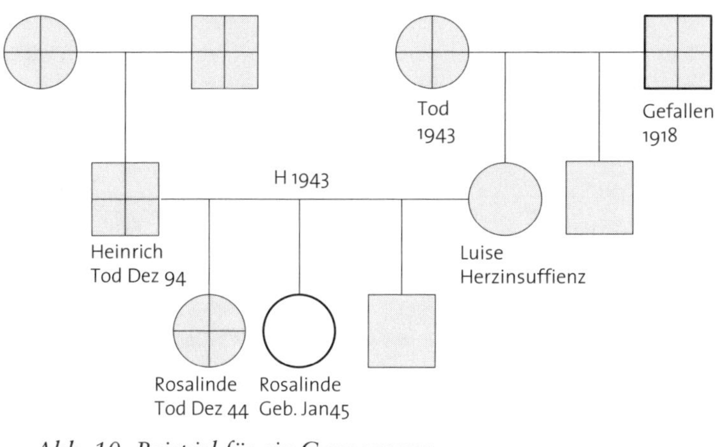

Abb. 10: Beispiel für ein Genogramm

Fallbeispiel 7

Abbildung 10 zeigt einen Ausschnitt aus dem Genogramm der 1945 geborenen Rosalinde, einer Patientin, die im Jahre 2002 wegen starker Unterbauchbeschwerden bei ihrem Hausarzt um Schmerzmittel bittet. Zu diesem Zeitpunkt ist sie gemeinsam mit ihrem Bruder seit zwei Monaten mit der intensiven Pflege ihrer 92-jährigen Mutter Luise beschäftigt. Der Arzt hat den Verdacht, dass die Beschwerden mit einer Überforderung durch die intensive Pflege in Zusammenhang stehen, und rät ihr dringend, sich mehr zu schonen und sich Unterstützung durch einen ambulanten Pflegedienst zu suchen. Das lehnt sie mit Hinweis auf die Wünsche der Mutter, die nicht von »fremden Leuten« gepflegt werden möchte, ab. Der Hausarzt macht ihr den Vorschlag zu einem gemeinsamen Gespräch mit dem Bruder. Thema sollen die weitere Organisation der Pflege und das Vorgehen bei Verschlimmerung des Zustandes der Mutter sein.

Bei dem Gespräch lobt der Arzt sehr den vorbildlichen Einsatz der Familie, der in seiner Ausprägung ungewöhnlich sei. Er hat eine Ausbildung in psychosomatischer Grundversorgung und schlägt vor, ein kleines Genogramm anzufertigen, um die Hintergründe besser verstehen zu können. Daraufhin erzählen ihm Bruder und Schwester, wie sehr sich ihre Mutter immer für die Familie eingesetzt habe, trotz schwerer Schicksalsschläge, die sie erleiden musste. Im Zweiten Weltkrieg habe sie auf der Flucht ihr erstes, von ihr sehr geliebtes Kind an Diphtherie verloren, als sie mit der zweiten Tochter im achten Monat schwanger gewesen sei. Ihr Mann sei im Krieg gewesen, ihre eigene Mutter zwei Jahre vorher gestorben, sodass sie sehr wenig Unterstützung in dieser Zeit gehabt habe und mit der Geburt der zweiten Tochter völlig überfordert gewesen sei. Sie habe dem zweiten Kind den Namen des ersten, kurz vorher gestorbenen gegeben, zu dieser zweiten Tochter aber immer ein sehr schwieriges Verhältnis gehabt. Erst dem Sohn gegenüber, der drei Jahre später geboren wurde, habe sie wieder positive Gefühle empfinden und zeigen können, was häufig zu einer starken Rivalität unter den Geschwistern geführt habe. Die aufopfernde Pflege der Mutter, die diese auch sehr anerkenne, ermögliche der Tochter nun zum ersten Mal den Aufbau einer innigen Beziehung zu ihr, was gleichzeitig aber zu einer Missachtung ihrer eigenen Grenzen führte.

Der Hausarzt versteht nach diesem Gespräch die Beweggründe der Familie und macht wiederum den Vorschlag, we nigstens zweimal pro Woche einen ambulanten Pflegedienst zu engagieren. Diesmal hat sich dadurch, dass die Patientin ihre Geschichte erzählen konnte, etwas verändert, und sie kann jetzt den Vorschlag des Hausarztes annehmen. Beide Geschwister stimmen zu. Bis zum Tode der Mutter wenige Wochen später im Kreise der Familie treten bei der Tochter nur noch geringe Unterbauchbeschwerden auf.

Obgleich der Hausarzt in diesem Fallbeispiel offenbar den richtigen Verdacht hatte, dass die Beschwerden der Tochter als Reaktion auf die Belastung durch die Pflegesituation zu sehen waren, griff seine erste Intervention in Form eines einfachen Ratschlages zu kurz. Die Tochter hätte es zu diesem Zeitpunkt als Versagen erlebt, Fremde bei der Pflege der Mutter zu Hilfe zu holen, sodass ihre Reaktion auf die Überforderung in der Somatisierung eskalierte. Als der Hausarzt den Geschwistern Raum und Zeit bot, die Situation ausführlich zu besprechen, lernte er unter Zuhilfenahme des Genogramms ihre Beweggründe kennen und verstehen und damit wertschätzen. Dies wiederum ermöglichte es der Tochter, Unterstützung zu akzeptieren.

2.16 *Mehrfamilien-Gesprächsgruppen*

Mehrfamiliengruppen sind eine familienorientierte psychosoziale Interventionsform, die in den USA und in England bei psychiatrischen und chronischen medizinischen Erkrankungen eingesetzt werden und seit einigen Jahren auch in Deutschland Anwendung finden (Ochs u. Altmeyer 2006). Sie setzen sich in der Regel aus vier bis sechs Familien zusammen. Häufig sind die

Gruppen so ausgerichtet, dass sämtliche Familienmitglieder (Eltern, Patienten und Geschwister) teilnehmen können, manchmal wird jedoch in zwei parallelen Gruppen separat (einer Elterngruppe und einer Kindergruppe) gearbeitet, z. B. wenn schwierige Themen behandelt werden, bei denen die Wahrung familiärer Subsystemgrenzen notwendig ist. Dies hat sich vor allem bei jüngeren Kindern bewährt. Bei parallelen Gruppenveranstaltungen finden dennoch einzelne Sequenzen (z. B. Rollenspiele) gemeinsam mit Eltern und Kindern statt. Dies unterscheidet Multifamiliengruppen beispielsweise von Elternabenden oder reinen Kinder- bzw. Geschwistergruppen.

Auch die zeitliche Gestaltung von Multifamiliengruppen wird unterschiedlich gehandhabt. Manche Multifamiliengruppen finden an zweistündigen Abendterminen im wöchentlichen, zweiwöchentlichen oder monatlichen Abstand statt. Eine andere zeitliche Gestaltung besteht darin, die Gruppen an Samstagnachmittagen stattfinden zu lassen (z. B. an drei Nachmittagen zu jeweils vier Stunden mit Pausen) oder an einem einzelnen Wochenende. Väter lassen sich manchmal am Wochenende besser zur Teilnahme an Multifamiliengruppen motivieren.

Multifamiliengruppen-Konzepte basieren auf einem psychoedukativen und familienmedizinischen Kurzzeit-Behandlungsansatz. Es wird also Wert gelegt auf eine strukturierte Vermittlung von biopsychosozialem Wissen zu Entstehung, Verlauf und Bewältigung der Erkrankung. Andererseits richtet sich die Durchführung an den Bedürfnissen und Kompetenzen aller Familienmitglieder aus und ist ressourcen- und lösungsorientiert.

Insbesondere die Wissensvermittlung und Kompetenzförderung können in Gruppen erfolgen – nicht zuletzt aus ökonomischen Gründen. Ähnlich, wie man mehrere Einzelpatienten dazu einladen kann, die erfahrungsgemäß immer wieder auftretenden Probleme in einer Gruppe zu bearbeiten, bietet es sich an, auch Gruppen aus Familien zu bilden. So kann erstens Wissen ökonomischer an Familien vermittelt werden, zweitens können Familien in solchen Gruppen erleben, dass sie nicht allein sind, und drittens können sie voneinander lernen.

2.17 Anbindung

Nach Abschluss einer therapeutischen Begleitung in einer Krisensituation ist die Vereinbarung empfehlenswert, dass die Familie sich in einem halben Jahr zu einem Nachgespräch wieder meldet. Diese Vorgehensweise vermittelt den Familien ein Gefühl von Interesse und Verbundenheit und erleichtert es, im Falle von neu auftretenden Krisensituationen wieder den therapeutischen Kontakt zu suchen. Die Organisation in Selbsthilfegruppen und die Teilnahme an Mehrfamiliengruppen hilft dabei, Netzwerke zur Verfügung zu stellen, die Verbundenheit bedeuten und vermitteln.

2.18 Zusammenfassung

Die Ziele der systemischen Medizin sind:

- die bessere Bewältigung einer Krankheit oder Beeinträchtigung zu ermöglichen
- Konflikte mit einer von der Krankheit bestimmten Lebensweise zu vermindern
- die Kommunikation mit den beteiligten Behandlern zu verbessern
- die Akzeptanz eines nicht heilbaren medizinischen Problems zu erleichtern
- Unterstützung bei notwendigen Veränderungen des Lebensstiles zu bieten.

Dazu nutzt die systemische Familienmedizin eine ganze Reihe systemischer Methoden, Techniken und Settings, die Familien dabei unterstützen, Krankheit und Behinderung in ihr Leben sinnvoll zu integrieren.

3 Kooperation in der systemischen Familienmedizin

Die erfolgreiche Bewältigung komplexer medizinischer Versorgungsaufgaben (wie z. B. in der Diagnostik, Therapie oder der Beratung schwer und/oder chronisch kranker Patienten) macht fachübergreifende Kooperation grundlegend notwendig (Hendrischke et al. 2001). Dies beinhaltet die gestaltete Zusammenarbeit medizinischer und psychosozialer Behandler ebenso wie diejenige mit den Patienten bzw. Klienten und ihren Familien, aber auch mit Fachkollegen und Kollegen von jenseits der Grenzen des eigenen Fachs (Hendrischke u. Kröger 1997, 2000). Neben der Unsicherheitsbewältigung (z. B. angesichts einer komplexen Aufgabe) sind das Vertrauen in die Kooperationspartner und deren Wille, angemessen zum gemeinsamen Erfolg beizutragen, zentrale Voraussetzung für das Gelingen. Dieses Vertrauen wächst vor allem auf dem Boden langfristiger Zusammenarbeit, der gemeinsamen Bewältigung gemeinsamer Aufgaben und einer engen, respektvollen Wechselbeziehung zwischen den Beteiligten. Konsultations- und Übernahmevereinbarungen entlasten so alle Beteiligten und nicht zuletzt die betroffenen Patienten bzw. Klienten, die sich in integrierten Versorgungseinrichtungen durchweg besser versorgt fühlen als in voneinander getrennten Bereichen.

Die Entwicklung und Ausbildung kooperativer Arbeitsstrukturen braucht Zeit, Geduld und Offenheit für den Arbeitskontext des jeweils anderen. Dies ist umso wichtiger, wenn es sich um Arbeitsbereiche handelt, die primär wenig miteinander zu tun haben und sich nur schrittweise aufeinander zubewegen können.

Im Gesundheitswesen existiert bereits eine Vielzahl von Kooperationsmodellen, z. T. seit Jahren bewährt, z. T. durch politische Vorgaben in letzter Zeit begünstigt (Modelle der integrierten Versorgung, medizinische Versorgungszentren). Kennzeichnend ist häufig die Kooperation medizinischer und psychosozialer Behandler, es sind aber auch Formen der Kooperation gleicher Berufsgruppen (z. B. aus getrennten Versorgungsbereichen) denkbar. Für die Gruppe derjenigen Patienten, die neben einer medizinischen Erkrankung auch noch psychosoziale Probleme haben – seien es z. B. depressive Störungen, Ängste, Somatisierungsstörungen und Suchterkrankungen, aber auch Copingdefizite bei akuten oder chronischen körperlichen Erkrankungen –, zeigt sich, dass dies für die Ursache bzw. die Bewältigung der medizinisch-körperlichen Beschwerden nachhaltige Bedeutung hat. Exemplarisch seien hier z. B. Patienten mit chronischen Schmerzsyndromen, Patienten mit Herz-Kreislauf-Erkrankungen, mit Stoffwechselstörungen oder mit psychosomatischen Symptomen genannt. Die komplexe biopsychosoziale Problematik dieser Patientengruppe erfordert hinsichtlich der Diagnostik und Therapie einen multidisziplinären Ansatz, der die differenzialdiagnostische Identifikation und Einordnung der unterschiedlichen körperlichen und psychosozialen Problemebenen und die Einleitung und Umsetzung differenzierter Behandlungsschritte ermöglicht (Katon 1995).

3.1 Wie kann Kooperation gelingen?

Im Gesundheitswesen entstehen Zusammenarbeit und gegebenenfalls Kooperation am ehesten dann, wenn die eigene fachliche Kompetenz zur Behandlung des Patienten bzw. Klienten nicht ausreicht und damit Unsicherheit darüber entsteht, ob die eigenen Möglichkeiten zu kurz greifen. Wenn weitere Kollegen zur Behandlung hinzugezogen werden, führt dies – insbesondere bei steil hierarchischen Strukturen – jedoch leicht zur Konkurrenz der Behandler untereinander. Im medizinischen Bereich drückt sich dieses Phänomen z. B. durch die hohe Anzahl der Wiederholungsuntersuchungen aus. Konkurrieren mehrere Behandler bei der »richtigen Diagnose« oder um die »bestmögliche Behandlung« des Patienten, so ist dieses Verhalten nicht selten durch das individuelle Interesse gesteuert, die Eigenkompetenz zu bestätigen oder zumindest aufrechtzuerhalten. Wenn alle Behandler das gleiche Ziel (sei es nun die Wiederherstellung der Gesundheit des Patienten oder die Aufrechterhaltung der Eigenkompetenz) erreichen wollen, führt dies schnell zur gegenseitigen Blockade und Konfrontation.

3.2 Kooperation bei komplexen biopsychosozialen Behandlungsproblemen

Je komplexer das angestrebte Ziel ist, desto höher ist der Bedarf an interdisziplinärer Kooperation. Wo einfache, vorgezeichnete Lösungswege für die Patienten bzw. Klienten nicht ausreichend sind, sich der gewünschte Behandlungserfolg also nicht einstellt, müssen komplexere Behandlungssettings eingesetzt werden, die dann auch eine Vielzahl unterschiedlicher Behandler aktivieren – komplexe Probleme brauchen komplexe Lösungen. Im Bereich gesundheitlicher Problemstellungen ist Kooperation überall dort gefordert, wo ähnliche Ursachen unähnliche (Aus-) Wirkungen haben (also in komplexen Zusammenhängen) (Kröger et al. 1998). Lässt sich bei einem Patienten mit Diabetes mellitus der Blutzucker mithilfe einer Diät und der medikamentösen Therapie befriedigend einstellen, haben die Behandler es mit einem linearen Problem zu tun, eine ähnliche Ursache kann durch eine ähnliche Wirkung behoben werden. Das wird für sehr viele Patienten zutreffen, jedoch nicht für alle.

Eine nichtlineare Dynamik entsteht bei denjenigen Patienten, bei denen trotz regelrechter Diagnostik und Therapie der zu erwartende Behandlungserfolg nicht eintritt. So liegt ein komplexes Behandlungsproblem vor, wenn der einfache Zusammenhang zwischen Diagnose und erfolgreicher Therapie nicht besteht, etwa dann, wenn eine Karzinompatientin die nach Ansicht der Behandler lebensrettende Chemotherapie ablehnt und die Behandler vor unauflösliche Behandlungsprobleme stellt. Wie bei komplexen Problemen, die durch Nichtlinearität gekennzeichnet sind, ist die Lösung extrem kontextabhängig und erfordert daher die Kooperation aller Beteiligten.

Kooperation im Gesundheitswesen setzt Flexibilität und Ideenreichtum der Beteiligten voraus. Grenzen der Fachgebiete, aber auch die Grenzen der Versorgungsbereiche ambulant/stationär müssen dabei oft überwunden werden (Schweitzer 1998, 2000). In der Alltagsrealität geben die jeweiligen Spezialisten ihre diagnostische und therapeutische Einschätzung ab, setzen sie gegebenenfalls selbst um oder überweisen den Patienten an den primär behandelnden Arzt zurück. Diese Art der Konsultation ist bewährt und hocheffektiv, sie führt häufig zum Behandlungserfolg, wenn der Patient sich kooperativ und medizinisch angemessen verhalten kann. Was aber, wenn das Krankheitsverhalten des Patienten, etwa die regelmäßige Medikamenteneinnahme, das verlässliche Einhalten der Diät oder die Krankheitsverarbeitung nicht der Erwartung der Behandler entspricht? Was, wenn die Diagnose oder die Behandlung für den Patienten keinen Sinn ergibt, und sich damit für ihn als bedeutungslos erweist? Was, wenn der Patient medizinisch erforderliche Behandlungsschritte ablehnt?

Kooperation im Sinne des Patienten lässt es nun notwendig erscheinen, zusätzliche psychosoziale Kompetenz mit in das Behandlungssystem einzubeziehen, d. h. Behandler zu integrieren, die gegenüber den somatischen Kollegen ein professionelles Know-how mitbringen, das der Komplexität des Behandlungsproblems gerecht wird. Die psychosoziale Dimension der Problematik bestimmt nun überwiegend den Krankheits- *und* den Behandlungsverlauf. Gelingt die Einbeziehung aller Beteiligten, wird die medizinische Symptomatik in ihrem Gesamtzusammenhang verstehbar und kann als psychosoziales Problem decodiert werden, dessen Lösung nicht mehr primär im medizinischen Kontext zu suchen ist.

3.3 Ebenen institutioneller Kooperation

Zu hohe oder zu geringe Inanspruchnahme von Leistungen im Gesundheitssystem ist nicht selten Ausdruck der Beziehungsgestaltung zwischen Patienten bzw. Klienten, Behandlern und

Kostenträgern. In diesem komplexen biopsychosozialen System kann kein Einzelner alle Aspekte erfassen. Die dabei notwendigen Kooperationsbeziehungen sind daher von unterschiedlicher Intensität. Mögliche Ebenen der Kooperation sollen im folgenden Stufenmodell unter dem Aspekt ihrer kooperativen Dichte entlang dem Kooperationspotenzial einer Institution dargestellt werden (modifiziert nach Doherty 1995). Da komplexe Probleme in der Regel einfachen Lösungen nicht zugänglich sind, bestimmt das Ausmaß der Erkrankung den Anspruch an die Fähigkeit eines Systems zur Kooperation (Seaburn et al 1996).

- *Ebene 1 – minimale Kooperation*
  Psychosoziale und medizinische Behandler arbeiten in getrennten Abteilungen und haben kaum Kontakt über gemeinsame Patienten. Es gibt wenig Berührungspunkte zwischen Ärzten und wenig Verbindung zu den psychosozialen Diensten (z. B. interdisziplinäre Krankenhauskonferenzen mit geringem Grad an fachübergreifender Vernetzung, d. h. Röntgenbesprechungen oder OP-Konferenzen verschiedener Fachgruppen). Die Teamidentität der Behandler ist gering ausgeprägt, es geht vorrangig um einen linearen Wissenstransfer, ohne systematische Einbeziehung nichtlinearer (z. B. kommunikativer bzw. psychosozialer) Wechselwirkungen. Bewährt hat sich dieses Vorgehen auch bei Routineabläufen im Bereich der Intensivmedizin. Allerdings kommt es bei zunehmender Problemkomplexität ohne die verbindliche Verabredung gemeinsamer Fallkonferenzen aller Behandler nicht selten zu Defiziten der Informationsgewinnung und -übermittlung. Die Konsequenz können suboptimale bzw. ineffektive Behandlungsmaßnahmen sein. Adäquat behandelt werden können Patienten, die (Routine-)Probleme medizinischer oder psychosozialer Art haben, mit geringer biopsychosozialer Wechselwirkung und geringen Complianceproblemen.

- *Ebene 2 – distanzierte Kooperation, getrennte Versorgung*
  Auch hier haben die Behandler getrennte Systeme und ge-

trennte Abteilungen, aber es gibt gelegentliche oder regelmäßige Kontakte über gemeinsame Patienten, meist über Telefon und Brief. Die Verantwortungs- und Entscheidungsbereiche sind getrennt. Medizinische und psychosoziale Behandler erleben sich gegenseitig als Ergänzung, aber sie arbeiten in ihren eigenen Welten, verstehen wenig von der jeweils anderen Kultur und teilen wenig gemeinsame Verantwortung und Kompetenz. Es gibt institutionalisierte Überweisungsrituale (z. B. Konsildienste, Überweisung vom Haus- zum Facharzt).

Geeignet ist dieses Setting für Patienten mit geringen biopsychosozialen Problemen, ineffektiv ist es dann, wenn der Behandlungserfolg im somatischen oder psychosozialen Bereich ausbleibt.

- *Ebene 3 – Kooperation in verbundenen Versorgungsbereichen*
  Auch hier arbeiten die Behandler in getrennten Abteilungen, jedoch unter dem Dach einer gemeinsamen Institution. Es gibt regelmäßigen fallbezogenen Austausch über die Patienten, meist durch Telefon oder Brief, wegen der kurzen Wege gibt es auch gelegentliche persönliche Kontakte. Die Behandler wertschätzen die unterschiedlichen Professionen, sie haben die Vorstellung, dass sie Teil eines Teams sind, das aber kaum definiert ist. Es gibt noch keine gemeinsame Sprache und kein tieferes Verständnis für die unterschiedlichen professionellen Welten. Die medizinischen Behandler haben einen größeren Einfluss auf die diagnostischen und therapeutischen Maßnahmen als alle anderen Mitarbeiter. Es gibt keine Systematik der Kooperation, und Missverständnisse sind häufig.

  Patienten mit mäßigen biopsychosozialen Problemen, die einen gelegentlichen unmittelbaren Kontakt mit den psychosozialen Fachleuten erfordern, werden hier gut versorgt. Dies gilt auch für die Koordination komplexer Behandlungspläne für Patienten in Reha-Einrichtungen, in Gemeinschaftspraxen oder in Kliniken mit multiprofessionellen Behandlungsteams. Wenig geeignet ist diese Art der Zusammenarbeit für Patienten mit stärkeren biopsychosozialen Problemen oder mit anhaltenden Problemen des Krankheitsmanagements.

- *Ebene 4 – enge Kooperation in einem teilintegrierten System*
  Die Behandler teilen die Räume und haben einige gemeinsame Strukturen, wie z. B. die Gestaltung der Dienstpläne. Es gibt regelmäßige persönliche Kontakte, wechselseitige Konsultationen und koordinierte Behandlungspläne für schwierige Fälle. Neben der Anerkennung unterschiedlicher professioneller Rollen und Kulturen gibt es ein gemeinsames Wissen über komplexe biopsychosoziale Zusammenhänge zu Krankheitsgenese und nötigen Behandlungsschritten. Das Team fühlt sich einer biopsychosozialen Leitidee verbunden, es gibt jedoch wenige Aktivitäten, die dem Team selbst dienen, sondern meist steht der Patient im Mittelpunkt. Auch hier dominiert meist der Einfluss der ärztlichen Entscheidungsträger.

  Die Kooperation in teilintegrierten Versorgungssystemen ist effektiv bei Patienten mit signifikanten biopsychosozialen Problemen und Komplikationen beim Krankheitsmanagement. Dies betrifft z. B. Frühfördereinrichtungen und Reha-Abteilungen, spezialisierte Klinikbereiche (z. B. Palliativabteilung, Schmerzklinik, Hospiz, Tumorzentren) oder auch Gemeinschaftspraxen und Beratungsstellen. Patienten werden hier gut behandelt, solange sie nicht Spannungen innerhalb des Teams auslösen (z. B. wenn konkurrierende Angehörige verschiedener Berufsgruppen bei komplexen Problemfällen einbezogen sind).

- *Ebene 5 – enge Kooperation im voll integrierten System*
  Räumlichkeiten und Ideen werden geteilt. Die Behandler verstehen sich als Teil eines biopsychosozialen Systems und haben ein Verständnis für die gegenseitigen Rollen und Kulturen entwickelt. Es finden regelmäßige Teamkonferenzen statt, bei denen sowohl über Patienten als auch über interne Teamprozesse gesprochen wird. Es gibt gezielte Versuche, Entscheidungsabläufe zu balancieren, das Team kann z. B. mit seinen

Ängsten und Ohnmachtsgefühlen (etwa durch eine Analyse der Gegenübertragung) konstruktiv umgehen.

Diese Form der verdichteten und fachübergreifenden Kooperation ist indiziert zur Behandlung von Patienten mit komplexen biopsychosozialen Problemen, wie sie z. B. im Bereich von spezialisierten klinischen Einrichtungen anzutreffen sind (in einer psychosomatischen Station oder Tagesklinik im Akutkrankenhaus, in einer Verbrennungsstation, Transplantationseinheit, IVF-Ambulanz, humangenetischen Beratungsstelle, in spezialisierten Beratungs- und Behandlungseinrichtungen wie z. B. Pro Familia etc.).

Die Kooperationsgrenzen finden sich hier wieder in der Kapazität des Teams, aber auch in der Kooperation mit anderen Systemen, wenn sie problematisch ist.

Die kooperative Kompetenz stellt eine eigene Qualifikation dar, die im Rahmen der systemischen Familienmedizin von zentraler Bedeutung ist. Gemeint ist die Entwicklung kooperativer Modelle im Sinne einer Partnerschaft der Kollegen mit somatischem und psychosozialem Schwerpunkt, die schließlich die Integration derjenigen biologischen und psychosozialen Prozesse widerspiegelt, in deren Spannungsfeld sich auch die Patienten bewegen.

4 Krankheit und Behinderung im Lebenszyklus

Wir werden in diesem Kapitel am Beispiel bestimmter Phasen des Lebenszyklus den Einfluss von Krankheit und Behinderung auf familiäre Systeme darstellen, anhand von Fallbeispielen erläutern und mögliche Interventionsformen vorstellen. Hierbei wollen wir die Kennzeichen der Phasen zunächst allgemein beschreiben, besondere Herausforderungen, Anpassungserfordernisse und Entwicklungschancen beschreiben, auf die Risiken eingehen, die Krankheit in genau diesen Phasen bedeuten kann, Fallbeispiele vorstellen und Interventionsformen darstellen. Jeder Abschnitt endet mit einer kurzen Zusammenfassung. Wir werden Vorschläge für Fragen und gelegentlich auch für Ratschläge machen. Dazu eine Anmerkung: Aus einer systemischen Perspektive heraus sind Ratschläge nur dann sinnvoll, wenn ein Bedarf nach Rat besteht. Über diesen Bedarf sollten sich Therapeuten vorher vergewissern: »Möchten Sie meinen Rat?« Außerdem sollten Ratschläge nicht als »Wahrheiten« verkleidet werden, sondern gekennzeichnet sein als das Ergebnis eigener Erfahrungen und Einschätzungen. Bei einem Gespräch zwischen Patienten und Therapeuten sitzen immer Experten zusammen: Die Therapeuten sind Experten für bestimmte medizinische oder psychologische Sachverhalte, die Patienten sind Experten für ihr Leben. Gemeinsam sollten diese Experten nun beraten, was am besten zu tun oder zu lassen ist.

4.1 Krankheit in der Phase der Familiengründung

4.1.1 Kennzeichen der Phase

Wenn ein Paar sich entschließt, eine Familie zu gründen, kommt eine große Zahl von Veränderungen auf die Betroffenen zu. Hierbei ist die Frage interessant, ob »Familiengründung« immer auch die Geburt von Kindern mit einschließt. Nach Susan

McDaniel (McDaniel et al. 1990) ist Familie »eine Gruppe von Personen, die entweder in einer biologischen, emotionalen oder legalen Beziehung zueinander stehen.« Gleichgeschlechtliche Paare, die nicht ohne Weiteres gemeinsame Kinder bekommen können, gegengeschlechtliche Paare, die gewollt oder ungewollt keine Kinder bekommen, oder Paare, die erst im Alter zueinanderfinden, definieren sich unter Umständen auch zu zweit als Familie. Üblich ist allerdings die Bezeichnung einer Lebensgemeinschaft als Familie dann, wenn sie mindestens zwei Generationen umfasst, also Kinder hinzukommen, weshalb wir uns hier an diese Definition halten wollen. Mit der Geburt eines Kindes beginnt meist ein ganz neuer Lebensabschnitt, der mit einer größeren Übernahme von Verantwortung und mit einem höheren Maß an Auf-sich-selbst-gestellt-Sein verbunden ist. Dies kann eine örtliche Festlegung betreffen, die Festlegung auf einen Beruf, die verbindliche Festlegung auf eine Partnerschaft, eine Einigung auf die Rollenverteilung innerhalb dieser Partnerschaft, ebenso das Unabhängigwerden bezüglich der eigenen Eltern, den Verzicht auf Bequemlichkeiten wie die elterliche Unterstützung, das wirtschaftliche Management der eigenen Finanzwelt und nicht zuletzt die neuen Aufgaben der Vater- und Mutterschaft. Diese Phase ist also gekennzeichnet durch Festlegung, Verantwortung und Verzicht auf der einen und Unabhängigkeit und Neubeginn auf der anderen Seite.

4.1.2 Herausforderungen, Anpassungserfordernisse und Entwicklungschancen der Phase

Mit dem Entschluss zur Familiengründung beginnen die Herausforderungen.

Für das Paar:

- Als was für eine Familie will sich die neue Familie verstehen?
- Wie regelt das Paar die Aufgabenverteilung?
- Wie gestalten sich die Beziehungen zu den jeweiligen Herkunftsfamilien?
- Wie wird die gemeinsame Wohnung eingerichtet?

- Welches Gewicht wird dem Beruf, welches der gemeinsamen Freizeit zugesprochen?
- Wie viel Individualität bleibt dem Einzelnen?
- Wie geht das Paar mit der Schwangerschaft um, was bedeuten die körperlichen Veränderungen der Schwangeren für die gemeinsame Sexualität?

Hat ein Paar eine eher unkonventionelle Lebensform gewählt wie eine gleichgeschlechtliche Partnerschaft oder Ehe oder ist die Familie zusammengesetzt aus Teilfamilien (z. B. Menschen mit Kindern aus jeweils anderen Partnerschaften, die sich zu weiteren gemeinsamen Kindern entschlossen haben) oder wenn adoptierte oder Pflegekinder zu einem Paar oder einer Familie hinzukommen, entstehen jeweils noch einmal ganz andere Herausforderungsräume.

Für das Kind:
- Wie gelingt ihm das Wachsen und Entwickeln?
- Wie kann es seine Bezugspersonen dazu bringen, es gut zu versorgen?
- Welche Möglichkeiten hat es, wenn die Erwachsenen nicht besonders feinfühlig sind?

Die Geburt des ersten Kindes stellt eine Übergangsphase für alle Beteiligten dar. In die Zweisamkeit eines Paares tritt eine weitere Person, deren Existenz körperliche (Schwangerschaft, Sexualität), psychische (Elternschaft und Verantwortung), finanzielle (berufliche Umstellung, Kosten), räumliche, zeitliche und andere Veränderungen mehr erforderlich macht. Eltern zu werden setzt gar nicht selten eine Auseinandersetzung damit in Gang, wie die Erfahrungen mit den eigenen Eltern in der Vergangenheit waren. Ein anderes Verständnis für die eigenen Eltern wird möglich, und nicht selten bekommt das Verhältnis neue Qualitäten. Die Geburt eines ersten Kindes verändert das Generationengefüge einer Familie: Eltern werden zu Großeltern, Großeltern zu Urgroßeltern, Schwestern zu Tanten, Brüder zu Onkeln, Tanten zu Großtanten etc. Neue Rollen entstehen, neue Erfahrungswelten eröffnen sich. Diese Zeit birgt ganz viele und ganz verschiedene Wahlmöglichkeiten in sich. Das kann konkrete Dinge betreffen wie den Wohnort, die Wohnform, die Gestaltung des Lebensmittelpunktes, aber auch Rituale und Umgangsformen miteinander oder die Entscheidung zu einem bestimmten Erziehungsstil. Gleichzeitig birgt sie auch gewisse Risiken in sich: Gelingt der Übergang von der Zweier- in die Dreierbeziehung, oder entstehen problematische Ungleichgewichte wie zum Beispiel eine sehr enge Bindung der Mutter an das Neugeborene, die den Vater ausschließt und Eifersuchtsgefühle entstehen lassen kann? Schwierigkeiten können auch auftreten, wenn ein Paar seine Paarbeziehung vernachlässigt und nicht darauf achtet, dass es weiterhin intime Räume für die Zweierbeziehung gibt. Sind die Eltern sehr jung, hat manchmal noch keine Loslösung vom eigenen Elternhaus stattgefunden, und auch die Paarbeziehung hatte noch nicht ausreichend Raum und Zeit, sich zu entwickeln.

4.1.3 Risiken durch Krankheit

Da diese Lebensphase, wie oben dargestellt, durch eine Vielzahl von Veränderungen für alle Beteiligten geprägt ist, erfordert sie in der Regel auch große Anpassungsleistungen, und eine zusätzliche Belastung wie Krankheit hat sehr starke Auswirkungen. Wenn ein Kinderwunsch nicht ohne Weiteres erfüllbar ist, stellt die Auseinandersetzung damit für manche Paare eine Bewährungsprobe dar, und die Prozeduren einer künstlichen Befruchtung oder die Einleitung eines Adoptionsverfahrens sind ein nicht zu unterschätzender Stressfaktor. Komplizierter ist dies noch in Fällen, in denen Erbkrankheiten eine Rolle spielen und jede Schwangerschaft von vorneherein die Möglichkeit des Wiederauftretens einer schweren Erkrankung in sich trägt.

Auch in Fällen, die von solchen Belastungen nicht betroffen sind, ist die Frage, ob eine Schwangerschaft normal verläuft und ob ein Embryo oder Fötus gesund oder krank ist, extrem weichenstellend. Die Angst oder die Ungewissheit, ein behindertes Kind zu bekommen, ist für die beteiligten oft kaum zu ertragen, es können Schuldgefühle oder Schuldzuweisungen entstehen, und die Frage nach einer möglichen Beendigung der Schwangerschaft gewinnt an Bedeutung.

Treten keine Auffälligkeiten während der Zeit der Schwangerschaft auf, besteht dennoch in vielen Fällen eine große Abhängigkeit vom medizinischen System, insbesondere von dem betreuenden Gynäkologen. Die regelmäßigen Vorsorgeuntersuchungen, Richtlinien zur Ernährung und zur Lebensführung spielen eine große Rolle. Die Gewährleistung von Gesundheit ist Gebot der Stunde.

Fallbeispiel 8

Eine 50-jährige Frau kommt wegen seit Jahrzehnten rezidivierender depressiver Phasen in die psychosomatische Ambulanz. Sie erzählt, sie sei mit einer Meningocele geboren worden, und die Ärzte hätten ihre Mutter angewiesen, das Kind nicht zu stillen und möglichst keine tiefe emotionale Bindung zu ihm einzugehen, da es sowieso nur kurze Zeit leben werde. Das Kind überlebt, die Mutter-Kind-Beziehung jedoch gestaltete sich bis in die Gegenwart sehr problematisch.

Fallbeispiel 9

Eine 42-jährige Frau wird von ihrem neuen Partner schwanger. Aus einer ersten Beziehung hat sie einen 20-jährigen Sohn mit einem schweren Herzfehler. Nach einigen Wochen stellt man bei dem Fötus mannigfaltige Fehlbildungen fest und rät zur Beendigung der Schwangerschaft. Eine erneute Schwangerschaft einige Monate später löst bei beiden große Ängste aus.

4.1.4 Interventionsformen

Dem medizinischen System kommt in der Zeit der Schwangerschaftsplanung eine besondere Bedeutung für die Menschen zu, und zwar nicht nur in der Behandlung, sondern auch in der Prävention gegen Krankheiten.

Da Schwangere und ihre Partner in der Regel routinemäßig ärztliche – meist gynäkologische – Unterstützung im Rahmen der Vorsorgeuntersuchungen in Anspruch nehmen, ist dies eine gute Gelegenheit, mit den werdenden Eltern darüber zu sprechen:

- wie ihre Vorstellungen von Elternschaft sind
- wie die weitere Familie zu dem Familienzuwachs steht
- ob es Sorgen oder bestimmte Befürchtungen gibt
- ob gesundheitliche Risikofaktoren bezüglich der Schwangerschaft bestehen.

Der Einbeziehung der Väter sollte ein großer Wert beigemessen werden, unabhängig davon, ob die Beziehung zwischen den werdenden Eltern intakt oder problematisch ist. Väter sind für ihre Kinder wichtig, und dies wird ihnen durch die selbstverständliche Einbeziehung in die Verantwortung für das werdende Leben von Anfang an vermittelt. Falls die partnerschaftliche Beziehung konfliktreich ist, ist anzuraten, allein auf die Schwangerschaft und die bevorstehende Geburt zu fokussieren und die Notwendigkeit, dass dem werdenden Kind eine gute Umgebung vorbereitet wird.

Während der Schwangerschaft empfiehlt es sich, als Professioneller auf folgende Themen zu achten:

- Einhalten der üblichen Vorsorgeuntersuchungen
- gemeinsame Ultraschalluntersuchungen der Paare
- Anfertigung eines Genogramms von beiden Elternteilen mit besonderem Gewicht auf Schwangerschafts- und Geburtserfahrungen und Erbkrankheiten
- Veränderung der Sexualität in der Schwangerschaft
- Einbeziehung weiterer Familienmitglieder und von Freunden, wenn gewünscht
- Vorbereiten auf Stillen oder andere Fütterungsarten
- Vorbereitung eventueller Geschwisterkinder auf die Geburt.

Allein die Kommunikation über diese Themen kann Befürchtungen und Bedenken lindern oder ausräumen und deutlich machen, wo noch Informationen notwendig sind. Sollten Komplikationen in der Schwangerschaft auftreten, ist es wichtig, dass das dem Paar früh klar und gut verständlich mitgeteilt wird und es alle notwendigen Informationen über Verhaltensmaßnahmen bekommt. Wird eine Behinderung oder Krankheit des Embryos oder Fötus ersichtlich, ist es wichtig, dass Therapeuten die betroffenen Paare bei ihrer Entscheidungsfindung begleiten, ihnen aber nicht eine Entscheidung abnehmen oder vorzuschreiben versuchen. Die Vermittlung des Kontakts zu anderen Betroffenen, seien es andere junge Familien oder auch andere von einer Krankheit betroffene Menschen, kann als hilfreich empfunden werden.

Die Geburt eines neuen Menschen ist ein ganz besonderer Moment – der Gründungsmoment einer Familie –, und wenn es gelingt, dass sie für die Betroffenen eine gute Erfahrung wird, kann sie zu einer wertvollen Ressource werden.

Was nun ist zu tun im Falle von Komplikationen oder wenn ein Kind mit einer Behinderung zur Welt kommt?

Rüdiger Retzlaff gibt in seinem Band *Familien-Stärken. Behinderung, Resilienz und systemische Therapie* (2010) ganz konkrete Empfehlungen (S. 188; Hervorh. im Orig.):

- »Hilf der Familie, die Dinge ruhiger anzugehen.
- Nimm die körperlichen Aspekte der Behinderung ernst, statt sie zu ignorieren oder zu psychologisieren.
- Bremse Schuldvorwürfe der Eltern und emotionale Reaktionen wie Hadern oder Grübeleien, die nur unnötig Kraft kosten.
- Hinterfrage allzu starre Vorstellungen, wie z. B.: »Unser Kind muss es einfach schaffen!«
- Hilf der Familie, sich unvermeidlichen Entwicklungen zu stellen.
- Respektiere ablehnende Haltungen und ambivalente Gefühle.
- Zügle den eigenen therapeutischen Ehrgeiz.

- Biete effektive Hilfe an.
- Setze auf die Resilienz der Familie. Die Familie muss die wichtigsten Schritte selbst tun, Hilfe zur Selbsthilfe ist sinnvoller als die Idee, ihr alles abnehmen zu wollen.
- Vermittle Vertrauen in die Fähigkeit der Familie, auf lange Sicht einen Weg zu finden.
- Strebe danach, die Familie im Sinne eines *empowerment* zu stärken.«

Wichtig ist immer wieder, den Betroffenen Informationen zur Verfügung zu stellen und sie zu ermutigen, sich Betroffenenverbänden oder Selbsthilfegruppen anzuschließen.

4.1.5 Zusammenfassung

In der Phase der Familiengründung, die durch Festlegungen – auf einen Partner, einen Ort, eine Lebensform etc. –, Neubeginn und Übernahme von Verantwortung gekennzeichnet ist, stellt eine Krankheit oder Behinderung eine starke Erschütterung dar. Stärkung und Stabilisierung des Systems Familie und die Bewusstmachung der vorhandenen Ressourcen sind neben der Bereitstellung von Informationen und der Vernetzung mit Experten und anderen Betroffenen die wichtigsten Hilfen.

4.2 Krankheit in Familien mit minderjährigen Kindern

4.2.1 Kennzeichen der Phase

Familien mit kleinen Kindern stellen für viele Menschen die Lebensform dar, die sie eigentlich unter »Familie« verstehen – insbesondere in der Werbung begegnet man diesem Familienbild besonders häufig. Das besondere Kennzeichen dieser Phase ist, dass eine große Abhängigkeit der Kinder von den Eltern besteht und die Betreuung der Kinder von den Eltern geleistet oder organisiert werden muss. In den Familien herrscht in der Regel ein enger Zusammenhalt, häufig ist auch der Kontakt zu den Herkunftsfamilien, vor allem zu den Großeltern, intensiv. Wie die Betreuung gewährleistet wird, hängt dabei sehr auch von den gesellschaftlichen Rahmenbedingungen ab. So war es vor der Einführung der Elternzeit für Mütter und Väter in Deutschland eher selten, dass ein Mann die Betreuung eines Kindes übernahm, womit in der Regel den Frauen diese Aufgabe zufiel. In nordeuropäischen Ländern ist es schon länger üblich, dass die Frauen ihren Berufen weiter nachgehen, während die Väter die Kinder erziehen, wohingegen in Frankreich oder Belgien meist beide Eltern weiterarbeiten und die Kinder in Krippen untergebracht werden. In Deutschland ist die Situation insbesondere für Alleinerziehende kompliziert, da sie die Rolle der Familienversorgerin und die Betreuungsaufgabe gleichzeitig übernehmen müssen. Stehen nicht Großeltern, andere Verwandte oder Freunde oder ausreichende finanzielle Mittel für Fremdbetreuung durch Kinderfrau oder -mann zur Verfügung, wird die soziale Lage der Betroffenen leicht schwierig. Davon abgesehen, zeichnet sich diese Phase bei vielen Familien aus durch einen hohen Grad an Intimität zwischen Eltern und Kindern und eine besondere Innigkeit. Nie entwickelt und verändert sich ein Mensch so schnell wie in seinen ersten Lebensjahren, und die Teilhabe daran und das Miterleben von rapiden Lernvorgängen bereiten viel Freude. So ist diese Phase auch gekennzeichnet durch Wachstum und Entwicklung der Kinder, die, wenn sie angemessen und gut von den Erwachsenen gerahmt sind, den Grundstein zu einem erfolgreichen und selbstständigen Leben setzen.

4.2.2 Herausforderungen, Anpassungserfordernisse und Entwicklungschancen der Phase

Es stellen sich auch hier viele Fragen.

Für die Eltern:

- Wie unterstützen sie das Kind am besten?
- Wo endet Sichkümmern, und wo beginnt Verwöhnen?
- Wie streng oder konsequent sollten sie sein?
- Welchen Raum braucht die Paarbeziehung?
- Wie stark können die Großeltern beansprucht werden?

Neben diesen »normalen« Fragen entstehen andere bei kleineren »Störungen«:

- Was tun, wenn das Kind nicht essen oder zu Bett gehen will?
- Wie sollen sie sich verhalten, wenn es einnässt, wenn es Trennungsängste zeigt, hyperaktives Verhalten an den Tag legt, mit anderen Kindern nicht zurechtkommt?
- Was tun bei Entwicklungsverzögerungen?

Eine Unmenge von Fragen tut sich auf, die viele Familien gut lösen können, um sich daran weiterzuentwickeln.

Für die Kinder, denn auch sie haben sich vielen Herausforderungen zu stellen:

- Wie passen sie sich an Kindergarten und Schule an?
- Wie finden sie Freunde?
- Wie merken sie, welche Hobbys zu ihnen passen?
- Wie gehen sie mit ihren Geschwistern um?

Als ganze Familie haben sie die Aufgabe, sich zu konstellieren und zu entwickeln, was sie als Familie ausmacht, welche Umgangsformen und Rituale sie haben, auch wie sie von außen wahrgenommen werden. Es gibt zwar immer noch Familien, die sehr in der Tradition verhaftet sind und die Familienregeln von der vorangegangenen Generation übernehmen, aber liberalere Familienformen, die sich sozusagen neu erfinden, nehmen zu, dies insbesondere, wenn modernere Lebensformen wie Einelternfamilien oder zusammengesetzte Familien entstanden sind.

4.2.3 Risiken durch Krankheit

Krankheit der Kinder

Erkranken Kinder in dieser Lebensphase oder zeigt sich eine Behinderung bei ihnen, intensivieren sich in der Regel die Abhängigkeit von den Eltern und der Betreuungsbedarf noch. Dies hat Auswirkungen auf die Familienstruktur und kann dazu führen, dass:

1) große Nähe und starke Bindungen in der Familie entstehen
2) verdeckte Konflikte offen werden bzw. neues Konfliktpotenzial entsteht
3) bedrohliche Familiengeschichten-Mehrgenerationsmuster deutlich werden.

Beispiel für Letzteres sind die Muster, die in Familien mit an Asthma bronchial erkrankten Kindern von den Autoren Ollefs und von Schlippe beschrieben wurden (2003).

Krankheit der Eltern

Fallen Eltern- und Patientenrolle zusammen und sind minderjährige Kinder zu versorgen, belastet das sowohl den Partner als auch die Kinder und die Situation der ganzen Familie.

Für im Gesundheitssystem tätige ist es wichtig, daran zu denken oder danach zu fragen:

- Hat die Patientin bzw. der Patient Kinder?
- Spricht die Patientin bzw. der Patient spontan über die Kinder?
- Wer kümmert sich während der Behandlung um die Kinder?
- Sind die Kinder altersgemäß über die Krankheit informiert?
- Besteht ein Notplan für den Fall einer erneuten Erkrankung?

Neben der notwendigen Versorgung von Kindern kann es wichtig sein, den Kindern in einer für sie verständlichen Sprache und eventuell mit spielerischen Mitteln das Kranksein des Elternteils und damit verbundene Veränderungen zu erklären.

Fallbeispiel 10

Timo wird im Mai 1998 als zweites Kind seiner Eltern geboren. Im Februar 1999 erbricht er schwallartig und hat häufiger Schreiattacken. Bei einem stationären Aufenthalt im Krankenhaus wird Diagnose Nephrolithiasis bei Cystinurie gestellt, Therapie sind zunächst ein Dauerkatheter und Urinalkalisierung mittels Tabletten.

(Die Cystinurie ist eine autosomal-rezessive Störung des Aminosäuretransportes der epithelialen Tubuluszelle mit vermehrter Ausscheidung von Eiweißen, das Problem ist die Bildung von Cystinsteinen mit den Folgen Koliken, Hämaturie, Harnwegsinfektionen und, unbehandelt, Nierenversagen im jungen Kindesalter. Die Steine zu zertrümmern ist sehr schwierig und nur unter Vollnarkose möglich, da sie sehr hart sind; wenn dann Steinmaterial abgeht, gibt es sehr schmerzhafte Koliken. Konservativ versucht man, mit hoher Flüssigkeitszufuhr auch nachts und durch Urinalkalisierung mittels Tabletten zu behandeln, die allerdings viele Nebenwirkungen haben.)

4.2.4 Interventionsformen

Bei kindlichem Asthma empfehlen Ollefs und von Schlippe (2003) Methoden und Zugangswege, die aus dem klassischen familientherapeutischen Modell von Kantor und Lehr (1977) abgeleitet werden und dabei hilfreich sein können, familiäre Muster zu erfragen. Dazu werden drei »Zugangsdimensionen« aus Bereichen des Familienlebens postuliert, über die sich auf leichte Weise ein Gespräch beginnen lässt:

- *Raum:* Fragen nach den Räumen, in denen sich das Familienleben abspielt
- *Zeit:* Fragen nach der Aufteilung der eigenen und gemeinsamen Zeit, aber auch nach Zukunftsvorstellungen und -fantasien.
- *Energie:* Fragen nach Bereichen, in denen Energie verbraucht und »getankt« wird.

Darüber hinaus formulierten Kantor und Lehr noch drei »Zieldimensionen«. Sie sind komplexer und bieten sich eher dann an, wenn ein explizit therapeutischer Kontakt zustande gekommen ist:

- *Affekt:* Fragen, die die Bindungen und das emotionale Klima innerhalb der Familie zu erfassen versuchen

- *Power:* Fragen, die Entscheidungsbefugnisse, Macht- und Hierarchieverteilung in der Familie betreffen
- *Meaning:* Fragen zu in der eigenen Herkunftsfamilie gelernten Weltbildern, zu Weltanschauungen, Ideologien, Sinnfragen und spiritueller Bedeutungsgebung.

Als ein Beispiel für die Versorgung erkrankter Erwachsener und ihrer Kinder möchten wir das multizentrische internationale Verbundprojekt COSIP (Children of Somatically Ill Parents) nennen, das sich zum Ziel gesetzt hat, Kinder somatisch bzw. krebskranker Eltern im Kontext eines systemischen und familienfokussierten Ansatzes nachhaltig zu unterstützen (Thastum, Johansen, Gubba, Olesen a. Romer 2008). Seit Sommer 2000 bietet das Zentrum für Psychosoziale Medizin am Universitätsklinikum Eppendorf Familien mit Kindern, deren Mütter oder Väter schwer bis unheilbar erkrankt sind, eine kontinuierliche präventive psychosoziale Beratung an, seit 2002 im Rahmen eines dreijährigen EU-Projektes in acht europäischen Ländern. Dabei untersuchten und berieten Experten nahezu 700 Familien mit etwa 1000 Kindern, deren Eltern an multipler Sklerose, Aids, Krebs oder akuten Gehirn- und Rückenmarksverletzungen litten. Das erstaunlichste Ergebnis der EU-Studie: Nicht das Ausmaß der Erkrankung entscheidet über psychische Auffälligkeiten der Kinder, sondern welchen Umgang die Familien damit finden. Erfahren Kinder eine kognitive Orientierung zum Krankheitsgeschehen, einen sicheren und vertrauensstiftenden Rahmen, um ihre Ängste und Sorgen mitzuteilen, und können sie selbst aktive Bewältigungsstrategien entwickeln, dann sind sie in der Lage, eine solche Belastungssituation nicht traumatisch, sondern sozial gereift zu verarbeiten. Unterstützt wurden die Familien durch Beratungsgespräche für die Eltern, die Kinder, die Familien, durch Buchempfehlungen, eine Website mit Informationen und Links zu weiteren Informationsquellen.

Fallbeispiel 10 (Fortsetzung)

In dem Gespräch in der familienmedizinischen Sprechstunde im November 2001 sprechen die Kinderärztin und eine systemische Familienmedizinerin mit dem Elternpaar. Deutlich werden die Angst der Eltern, dass ihr Sohn bleibende Nierenschäden zurückbehält, und ihre Verzweiflung, weil sie unter dem Druck, dass er trinken muss, Timo androhen, dass sie ihn ins Krankenhaus bringen und dort alleine zurücklassen, wenn er nicht trinkt. Obwohl sie das nie tun würden, haben sie große Schuldgefühle, weil sie es ihm androhen.

Die Familienmedizinerin meldet zurück, mit Konsequenzen zu drohen könne ein probates Mittel sein, allerdings nur dann, wenn die Drohungen auch wahr gemacht würden. Deshalb empfehle sie andere Drohungen: zum Beispiel die, Timo bei Nichttrinken zur Infusionstherapie für ein paar Stunden ins Krankenhaus zu bringen. Das könne man gut mit dem Team der Kinderklinik besprechen, er werde dann Infusionen bekommen, womit auch die Flüssigkeitszufuhr gewährleistet sein werde. Falls sie lieber gar nicht mehr drohen wollten, könnten sie es Timo auch einfach erklären, dass dann, wenn das Trinken ihm zu schwerfalle, er im Krankenhaus »Trinken« direkt in seine Adern bekomme. Die Eltern sind deutlich erleichtert und verabreden mit der Kinderärztin, wie die Infusionstherapie organisiert werden kann. Tatsächlich kommt es aber nie dazu. Bei ambulanten Routinekontrollen im April 2002, November 2002, April 2003 und November 2003 sind keine Nierenkonkremente mehr nachweisbar.

4.2.5 Zusammenfassung

Familien mit kleinen Kindern sind gekennzeichnet durch hohen Zusammenhalt und eine besondere Dynamik des Wachstums und der Entwicklung. Krankheit und Behinderung vergrößern den Grad an Abhängigkeit von äußeren Helfern. Wenn die Kinder die Erkrankten sind, es notwendig, auf die gleichzeitig bestehenden Entwicklungsaufgaben besonders zu achten; beim Erkranken der Erwachsenen muss das Augenmerk auf Parentifizierungsprozesse gelegt werden. Es wurden verschiedene Interventionsformen vorgestellt, die auf die Bedürfnisse der unterschiedlichen Familienmitglieder ausgerichtet sein sollten und die helfen, Selbstorganisation und Selbstwirksamkeit auch unter der Bedingung von schwerer Krankheit zu ermöglichen und zu fördern.

4.3 Krankheit in Familien mit Jugendlichen und Adoleszenten

4.3.1 Kennzeichen der Phase

Die Pubertät als langer Abschied von der Kindheit und langsames Erwachsenwerden kann als eine Zeit der größten physischen und psychischen Veränderungen betrachtet werden. Die Entwicklung von Autonomie, die Ablösung vom Elternhaus und damit die zentrifugale Entwicklung von der Familie weg führen zu Machtkämpfen mit den Eltern, Gefühlschaos im eigenen Kopf und zur Erprobung der eigenen Kraft im Kontext der Peergruppe, der Schule und der restlichen sozialen Lebenswelten. Die Phase ist also gekennzeichnet durch biologische, psychologische und soziale Umbrüche für die Jugendlichen. Für die Erwachsenen bedeutet die Pubertät ihrer Kinder, dass sie das Loslassen üben können und ihrem Kind in seinen neuen Bedürfnissen begegnen und ihm gegenüber aufgeschlossen sein müssen. Die Familienstruktur verändert sich oft sehr und öffnet sich nach außen; und nicht selten ist diese Zeit auch verbunden mit örtlichen Veränderungen, seien es andere Verteilungen der Zimmer im Haus, Umzüge in größere Wohnungen oder Auszüge der Heranwachsenden in eigene Wohnungen. Voneinander-unabhängiger-Werden ist das Gebot der Stunde, sowohl für Kinder wie für Erwachsene.

4.3.2 Herausforderungen, Anpassungserfordernisse und Entwicklungschancen der Phase

Insbesondere für die Jugendlichen taucht eine Reihe von Fragen auf:

- Wie schaffen sie es, sich von den Eltern abzulösen?
- Wie setzen sie ihre Selbstständigkeit durch?
- Wie viel Verantwortung sind sie bereit zu tragen?
- Wie gehen sie mit Geld um?
- Wie kommen sie mir ihrem sich verändernden Körper klar?
- Wie erleben sie die Entwicklung vom Mädchen zur Frau und vom Jungen zum Mann?
- Welche Werte werden für sie wichtig?
- Wie stehen sie zu politischen Themen, wie zu Religion?

Zusätzlich zur Beantwortung der Fragen um die eigene Person müssen sie viele Beziehungsaufgaben und viele soziointstitutionelle (Schule, Beruf) Aufgaben erfüllen.

Fragen, mit denen sich die Eltern auseinandersetzen müssen, sind:

- Wie halten sie die Familie zusammen?
- Wie gehen sie konstruktiv mit Konflikten um?
- Wie viel dürfen sie ihren Kindern erlauben (Ausgehzeiten, Alkohol-, Drogenkonsum)?
- Welche Rolle wollen sie ihren langsam erwachsen werdenden Kindern gegenüber einnehmen?
- Wie verändert sich ihre Partnerschaft, wenn die Elternrolle sich verändert?

4.3.3 Risiken durch Krankheit

Erkranken die *Jugendlichen*, so stehen ganz allgemein viele Erfordernisse, die mit Krankheitsmanagement zu tun haben, im Gegensatz zu den Erfordernissen dieses Entwicklungsabschnittes. Statt sich mit ihrer Autonomieentwicklung zu beschäftigen, müssen sie sich mit den Anforderungen einer Krankheit auseinandersetzen; statt dass sie von der Familie unabhängiger werden, erfordert die Krankheit Hilfe und Unterstützung von der Familie und damit ein näheres Heranrücken, statt Progression erfolgt Regression. Gleichzeitig wird in dieser Phase, in der körperliche Attraktivität eine große Rolle spielt, Krankheit als

Kränkung empfunden und der kranke Körper als minderwertig, was zu einer Beeinträchtigung des Selbstwertgefühles führen kann. Ausbildung und Berufswahl werden durch Erkrankungen beeinflusst, die Arbeitsplatzsuche durch Krankheit erschwert.

Wie stark beeinträchtigend das für Jugendliche sein kann, zeigte sich zum Beispiel in einem 1991 an der Universität Bonn begonnenen Forschungsprojekt, bei dem jeweils 100 chronisch kranke Jugendliche und ihre Familien und 100 gesunde Jugendliche und ihre Familien über mehrere Jahre hinweg längsschnittlich untersucht wurden. Am Beginn der Erhebung wiesen viele der chronisch kranken Jugendlichen beträchtliche Defizite in der psychosozialen Entwicklung, im Beziehungsbereich und in den Bewältigungsstrategien auf. Diabetische Jugendliche waren in der Lage, die meisten dieser Entwicklungsdefizite im Verlaufe von vier Jahren aufzuholen. Dies ging aber zulasten der medizinischen Anpassung, wie eine sich verschlechternde metabolische Kontrolle und abnehmende Compliance zeigten. Schwere psychische Störungen waren selten (Depressionen, Suizidversuche, Angststörungen, Essstörungen), häufig zeigten die Jugendlichen einen sehr nachlässigen Umgang mit dem Diabetes (unregelmäßiges Essen unabhängig von der Familie, nächtliche Ess-/Fressattacken, mangelhafte Insulindosisanpassungen, kein Blutzuckertesten). Die Mütter der kranken Jugendlichen gaben mehr Stress an, erlebten sich selbst als weniger gesund, hatten häufig auf eigene Berufstätigkeit verzichtet, sich sozial zurückgezogen und zeigten häufiger eine ängstliche und überkontrollierende Haltung, während die Väter sich stärker in ihren Berufen engagierten, sich aus der praktischen Versorgung der Kinder zurückzogen, und häufiger an Depressionen und Selbstzweifeln litten. Das führte in einigen Fällen zu einem regelrechten Burnout der Eltern, die dann z. B. weniger Engagement für diabetesgerechte Kost aufbrachten oder nicht mehr an Schulungen teilnahmen. Bei Geschwistern gerieten die jüngeren manchmal in eine »Schattenkind«-Rolle, die älteren übernahmen oft früh Verantwortung. Es entwickelten sich bei den nicht von Krankheit betroffenen Geschwistern eigene Ängste vor Diabetes.

Die Risiken durch Erkrankung sind in dieser Phase auch bei anderen Krankheiten relativ groß, was sich aus dem Modell der Lebensspirale der Familie heraus gut verstehen lässt (Abb. 5).

Erkrankt einer der *Erwachsenen*, hat auch das auf die Entwicklung der Betroffenen und der übrigen Familienangehörigen eine große Wirkung. So hat sich in der psychoonkologischen Forschung zum Thema »Familie und Krebs« gezeigt, dass psychische Störungen bei onkologischen Patienten in einer Größenordnung von 30 % auftreten, als mindestens ebenso groß wird der Anteil belasteter Partner eingeschätzt (Krauß et al. 2007). Eine aktuelle Studie zeigt, dass die wahrgenommene psychische Belastung des Partners auch davon abhängt, ob Kinder im Haushalt leben. Ist dies der Fall, ist das Risiko eines Belastungssyndroms deutlich erhöht (Douma et al. 2011). Die Situation der gesamten Familie ist besonders schwierig, wenn Kinder unter 18 Jahren zu versorgen sind. Diese können mit gestörten emotionalen Funktionen reagieren, aber auch mit Verhaltensauffälligkeiten und Einschränkungen im kognitiven und körperlichen Bereich, wie es z. B. Visser für Adoleszente zeigt (Visser et al. 2004). Als Folge der Krebserkrankung und der krankheitsassoziierten Anforderungen sind krebserkrankte Eltern selbst hoch belastet, in ihrer Rolle verunsichert und übersehen oder unterschätzen zum Teil die Überforderung und Ängste ihrer Kinder. Die Probleme und Anforderungen kumulieren und können sich schnell zur Bedrohung der familiären Identität entwickeln.

Die Studie von Nilsson et al. (2009) stellt höhere psychische Belastungen von Eltern mit fortgeschrittenem Krebsleiden, die Kinder unter 18 Jahren haben, im Vergleich zu kinderlosen Patienten fest. Außerdem spielen das Alter der Kinder bzw. die Familienstruktur eine wichtige Rolle. Patienten mit minderjährigen Kindern leiden signifikant stärker unter Panikattacken, Angstschüben sowie einer schlechteren Lebensqualität und sind eher bereit, sich aggressiven Therapien (zusätzlich zur Palliativversorgung) zu unterziehen.

Fallbeispiel 11

Ein zwölfjähriger Junge, bei dem ein Jahr zuvor ein bösartiger Tumor des Kleinhirns entfernt wurde und der am Ende seiner Bestrahlung steht, berichtet in der kinderonkologischen Ambulanz, dass seine Eltern ihm keinerlei selbstständige Unternehmungen erlauben. Er darf nicht einmal zum 100 Meter entfernten Briefkasten ohne die Begleitung Erwachsener gehen. Im Gespräch mit der Mutter wird anhand des erstellten familienmedizinischen Stammbaums deutlich, wie es zu der übergroßen Angst der Eltern kam. 1986 gebar die damals 30-jährige Mutter in der 39. Schwangerschaftswoche ein wenige Tage zuvor durch eine Nabelschnurumschlingung zu Tode gekommenes Mädchen. Sie reagierte mit einer ausgeprägten Depression, mit Suizidgedanken und wurde zeitweise mit Psychopharmaka behandelt. Wenige Monate später wurde sie wieder schwanger, erlebte eine nach ihren Aussagen sehr angstbesetzte Zeit bis zur Geburt des Kindes, brachte dann aber ein gesundes Kind, den jetzigen Patienten, zur Welt. Sie erinnert sich noch, dass sie ihn von Anfang an sehr beschützte und behütete, »damit ihm nur nichts zustößt«. Zwei Jahre nach der Geburt traf die Familie ein neuer Schicksalsschlag: Die Großmutter mütterlicherseits des Patienten, die sich den Belastungen durch und den Sorgen über die schwere Depression ihres Ehemannes nicht mehr gewachsen fühlte, nahm sich das Leben und wurde von ihrem Schwiegersohn auf dem Dachboden erhängt aufgefunden. Kurz darauf floh ihr Ehemann aus einer geschlossenen psychiatrischen Abteilung und ertränkte sich in einem See. Es dauerte einige Jahre, bis sich die Familie von diesen Ereignissen so weit erholt hatte, dass wieder ein Gefühl von intakter Familie entstand. Mit dazu bei trug die Geburt eines zweiten gesunden Jungen, sechs Jahre nach der Geburt des Patienten. Die Familie erlebte eine sehr glückliche Zeit, die mit der Erkrankung des älteren Sohnes jäh unterbrochen wurde. Die erneute tödliche Bedrohung reaktivierte die alten Ängste und belastete vor allem die Mutter in einem Maße, dass sie das Gefühl hatte, ihren Sohn keinen Augenblick aus den Augen lassen zu können.

Die Erarbeitung des Genogramms der Mutter mit dem Fokus auf den Krankheiten und Bewältigungsstrategien in der Familie machte die Wurzeln ihrer großen Angst deutlich.

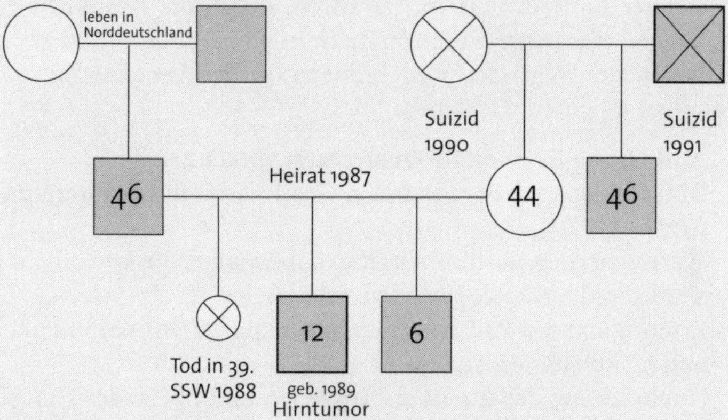

Abb. 11: Das familienmedizinische Genogramm

Die Therapeutin sprach nach der Genogrammarbeit folgende Ressourcen bei der Mutter an: ihre Fähigkeit und Kraft, trotz der Schicksalsschläge weiterzumachen; ihren Mut, nach der Totgeburt des ersten Kindes eine weitere Schwangerschaft zu wagen und durchzustehen; ihren großen Willen zu leben trotz der Todessehnsucht ihrer Eltern; ihre herzliche Beziehung zu der Mutter, als diese noch lebte, sowie die spirituelle Beziehung zu ihr seit ihrem Tod; ihre Partnerschaft mit ihrem Mann, der in schlimmen Jahren immer zu ihr hielt; und andere mehr. Das Ansprechen ihrer starken Seiten führte bei dieser Frau dazu, dass sie nach diesem einen Gespräch den Mut entwickelte, ihrem Sohn mehr Freiräume zu geben und ihm zu erlauben, die Dinge wieder zu tun, die Zwölfjährige normalerweise tun, ohne dass von Therapeutenseite eine Empfehlung in dieser Richtung ausgesprochen worden war.

4.3.4 Interventionsformen

Allgemein kann man sagen, dass bei erkrankten Jugendlichen die Betroffenen selbst, soweit krankheitsbedingt möglich, die Hauptansprechpartner für die Therapeuten sein sollten, erst in zweiter Linie die Eltern, damit die durch die Krankheit erzwungene regressive Situation nicht noch mehr gefördert wird. Insbesondere folgende Empfehlungen für den Umgang mit den Familien möchten wir geben:

- Aufklärung in einer altersgerechten Sprache
- Aufklärung auch der gesunden Geschwister durch Eltern und Arzt
- Wertschätzung für die vielfältigen Leistungen im Umgang mit den krankheitsbedingten Anforderungen
- Ermutigung des Patienten zu altersgemäßer Selbstständigkeit und Unabhängigkeit, soweit möglich
- Ermunterung der Eltern zu Auszeiten und Pflege der Paarbeziehung
- Ermunterung der Geschwister zu sozialen Aktivitäten und Freizeitgestaltung
- Vermeiden einer Lehrer- oder Belehrerrolle
- echte Mitentscheidungsmöglichkeiten einräumen
- an ältere Jugendliche Arztbriefkopie
- Gespräche über entwicklungsrelevante Themen anbieten, z. B. über Führerschein, Verhütungsmittel
- im Gespräch mit den Jugendlichen weniger sprechen, mehr zuhören
- die Wichtigkeit der Peergroup betonen
- Unterstützung bei emotionalen Krisen anbieten
- insgesamt die Selbstkompetenz stärken.

An konkreten Projekten mit erkrankten Jugendlichen und ihren Familien möchten wir die Arbeit von Stefan Theiling und Arist von Schlippe mit an Diabetes mellitus erkrankten Jugendlichen und ihren Familien nennen (2003).

Ihre »Süßmut«-Erlebnis- und Aktionswoche basiert auf der Überlegung, dass in einer »Schulung« nach systemisch-familienmedizinischen Gesichtspunkten die Aspekte Wissensvermittlung und Training lediglich notwendige, aber nicht hinreichende Elemente einer interdisziplinären Diabetesbetreuung darstellen (ausführlich hierzu s. Theiling et al. 1994).

Als Beispiel für die Versorgung erkrankter Erwachsener und ihrer Kinder möchten wir ein Projekt der Deutschen Krebshilfe e. V. vorstellen: das Förderschwerpunktprogramm »Psychosoziale Hilfen für Kinder krebskranker Eltern« (siehe die Homepage des Projektes: http://www.verbund-kinder-krebskranker-eltern.de [16.10.2011]). In diesem großen Verbundprojekt, das von 2009 bis 2011 an fünf verschiedenen Standorten in Deutschland bzw. an acht universitären Einrichtungen durchgeführt wird, sollen Problem- und Handlungsfelder differenziert erfasst und familienorientierte, kindzentrierte Hilfen implementiert werden, die flexibel auf die konkreten Situationen der Patienten, ihrer Partner und Kinder abgestimmt sind.

Neben der Erarbeitung von wissenschaftlichen Grundlagen, die für den Aufbau eines Netzes von Unterstützungsangeboten erforderlich sind, sollen Erkenntnisse zum Bedarf an familienorientierten Hilfsangeboten gewonnen werden. Denn nicht jede Familie mit einem krebskranken Elternteil wünscht sich professionelle Unterstützung. Vielmehr variieren die Bedürfnisse in Abhängigkeit vom Krankheitsverlauf und von familiären Konstellationen und Ressourcen. Welche Form der Intervention und welches Setting – z. B. der gesamtfamiliäre Rahmen oder Einzelsitzungen – im konkreten Fall zweckmäßig sind, muss in der Praxis entwickelt und erprobt sowie wissenschaftlich überprüft werden.

4.3.5 Zusammenfassung

Die Phase der Pubertät ist gekennzeichnet durch große biologische, psychologische und soziale Umbrüche für die Jugendlichen und die Rücknahme von Kontrolle und Verantwortung durch die Erwachsenen. Krankheit und Behinderung bringen gegensätzliche Dynamiken mit sich, die vielzählige Anpassungsstörungen zur Folge haben. Bei den Interventionen haben entwicklungsrelevante Themen wie »Freiräume«, »Spielräume«, »Autonomie und Selbstständigkeit« einen hohen Stellenwert. Die Art von Unterstützung richtet sich nach den individuellen Bedürfnissen der Betroffenen.

4.4 Krankheit in der Partnerschaft

4.4.1 Kennzeichen der Phase

Paare bilden das »Rückgrat« jeder Familie. Zusammen oder jeder für sich haben sie vielfältige Kontakte oder Berührungspunkte mit dem Gesundheitssystem. Fragen der Verhütung, eine mögliche Schwangerschaft oder Erkrankungen im weiteren, späteren Leben, all dies sind Themen, die einerseits eine individuelle Seite, aber immer auch eine partnerschaftliche Seite haben und den Behandler veranlassen sollten, daran zu denken, welche Verknüpfungen sich aus möglichen gesundheitlichen Beschwerden und der aktuellen Situation im Familienzirkel ergeben können.

Wenn ein junges Paar ein Kind erwartet, ist es von großer Bedeutung, ob die Partner soziale und emotionale Unterstützung aus ihren Herkunftsfamilien erhalten oder ob das Paar aus konflikthaften oder sonstigen Gründen weitgehend auf sich allein gestellt ist. Dies ließe erwarten, dass die junge Familie wegen der vielfältigen Herausforderungen und Belastungen, die mit der Schwanger- und der frühen Elternschaft verbunden sind, u. U. einem erhöhten Risiko für körperliche und/oder emotionale Belastungen ausgesetzt ist. Aber auch bei guter Unterstützung durch die Herkunftsfamilien kann die Geburt eines Kindes für die Partner eine nicht unerhebliche Belastung darstellen, insbesondere wenn die Erwartungen an die mit der Elternrolle verbundene Verantwortung und die Ansprüche an den Partner zu sehr divergieren.

Im weiteren Verlauf einer Partnerschaft kommt eine Vielzahl von Herausforderungen hinzu. An der Schnittstelle zwischen der Verbundenheit mit der Vergangenheit (mit den eigenen Eltern) und der Orientierung in die Zukunft (gegenüber den Kindern) fungiert das Paar als Relais zwischen den Generationen.

Daraus können Versorgungsaufgaben der Partner untereinander, gleichermaßen aber auch gegenüber den Eltern und den Kindern erwachsen. Um diese Position in ihrer Komplexität zu erfassen, empfiehlt es sich, dass Behandler frühzeitig mithilfe des Genogramms (vgl. Abb. 10 u. 11) eine Grafik entwerfen, die alle beteiligten Personen der Herkunftsfamilien der Partner mit ihren gesundheitlichen bzw. psychosozialen Risikofaktoren, aber auch mit ihren Ressourcen und ihren supportiven Funktionen und Möglichkeiten abbildet.

Für Behandler stellt sich grundsätzlich die Frage, wann es angemessen erscheint, den Partner des Patienten als Teil einer größeren Einheit (des Paares) einzuladen, und wann eine individuelle Aufklärung, Information oder Behandlung alleine ausreichend ist. Während es naheliegt, bei der Behandlung sexueller Funktionsstörungen eine paarbezogene Perspektive einzunehmen, ist dies bei Störungen anderer Art keineswegs üblich. Es hat sich jedoch in der Praxis bewährt, den Partner systematisch in die Behandlung einzubeziehen, die Kriterien dafür sind ähnlich wie die für die Hinzuziehung von Familienangehörigen und orientieren sich am Ausmaß der biopsychosozialen Wechselwirkungen. Je mehr emotionale und soziale Faktoren mit der medizinischen Seite der Erkrankung verknüpft sind, desto dringlicher ergibt sich (sowohl in diagnostischer als auch in therapeutischer Hinsicht) die Notwendigkeit zur routinemäßigen Einbeziehung des Partners. Dies betrifft insbesondere folgende Problemstellungen und Krankheitsbereiche:

- Aufklärung und Edukation zur Art und Genese der Krankheit
- Mitteilung von anstehenden diagnostischen oder therapeutischen Schritten
- Übermittlung schwerwiegender, komplexer Diagnosen
- Evaluation von Krankheitsattribution und Gesundheitsüberzeugungen *(health beliefs)*
- erweiterte (Fremd-)Anamnese der Beschwerden
- Erstellung eines Genogramms

- Exploration von Verhaltensweisen im Umgang mit der Krankheit (Coping, Compliance, Abwehr, Akzeptanz)
- Evaluation von partnerschaftlichen Ressourcen
- Stärkung der Resilienz der Partner
- Stärkung der Supportfunktion des Partners
- Evaluation der krankheitsbedingten Belastung des Partners.

4.4.2 Herausforderungen, Anpassungserfordernisse und Entwicklungschancen der Phase

Wenn ein Partner erkrankt ist, haben Paare eine Reihe von Verlusterfahrungen zu verarbeiten, die die Partnerschaft schwächen, aber auch stärken können, je nachdem, wie belastbar die Beziehung vor Ausbruch der Krankheit war.

Die Partner können durch die Krankheit mit einer Reihe von Herausforderungen bzw. Verlusterfahrungen konfrontiert sein:

- Zwingt die Krankheit zu einem veränderten Rollenverhalten in der Partnerschaft? Kann der Partner darauf flexibel reagieren?
- Ist der Partner in der Lage, anstehende Versorgungsaufgaben zu übernehmen? Braucht er eventuell Hilfe und Unterstützung?
- Droht dem Paar ein Verlust von vertrauter Kommunikation?
- Wie geht das Paar mit dem Bedürfnis nach emotionaler und körperlicher Nähe um?
- Ist die gemeinsame Sexualität bedroht? Besteht die Gefahr einer sexuellen Stigmatisierung durch die Krankheit?
- Welche Ressourcen kann das Paar für sich fördern und stärken, um die Krankheit besser zu bewältigen?
- Droht der Verlust gemeinsamer Interessen?
- Kann das Paar den bisherigen Lebensstandard aufrechterhalten?
- Muss das Paar den Verlust von Bewegungsfreiheit und Freizeit hinnehmen?
- Müssen gegebenenfalls gemeinsame Ziele und Vorhaben überprüft und korrigiert werden?

Verkürzt gesagt, lässt sich vielen Untersuchungen zufolge sagen: Tragfähige Partnerschaften werden unter dem Eindruck krankheitsbedingter Verlusterfahrungen, Herausforderungen und Anpassungserfordernisse häufig besser. Instabile, konfliktbeladene Partnerschaften dagegen sind diesen Beeinträchtigungen oft nicht gewachsen, sie verschlechtern sich oder lösen sich auf. Wie unter einem Brennglas bündeln sich die Ressourcen und der partnerschaftliche Zusammenhalt (Kohäsion), aber auch die Fähigkeit zur Anpassung an die krankheitsbedingten Veränderungen (Adaptation) unter Beibehaltung bestehender Alltagsabläufe und -rituale (Balanced Coping, vgl. Abb. 8). Resiliente Partner sind aktiv und definieren sich und die Beziehung neu im Lichte der Krankheit. Bei weniger belastbaren Paaren stellt die Isolation zwischen den Partnern das größte Problem dar, maladaptive Kommunikation führt zu vermehrten Konflikten und einem Unverständnis für die Reaktionen des Partners, die mit der Krankheit und veränderten Rollen zu tun haben. Werden diese Themen nicht angesprochen, kann sich das negativ auf das partnerschaftliche Zusammenleben auswirken und das Gefühl von Ohnmacht, Hilflosigkeit und Vereinzelung verstärken.

Fallbeispiel 12

Ein 58-jähriger Mann verliert vor ca. drei Jahren seine Arbeitsstelle als Manager, zeitgleich verlässt das letzte von drei erwachsenen Kindern das Elternhaus, um eine eigene Wohnung zu beziehen. Kurz darauf erkrankt die Ehefrau, bis dahin Hausfrau und früher Teilzeitkraft im Einzelhandel, an der Erstmanifestation einer Enzephalomyelitis disseminata (MS). Die Ehefrau hatte nach Auszug der Kinder geplant, ihre Tätigkeit als Verkäuferin wieder aufzunehmen, da der finanzielle Spielraum des Paares sehr eingeschränkt ist, nun muss sie diesen Schritt zurückstellen. Die Erkrankung der Ehefrau wird für den Ehemann nun zum »Projekt«, mit dem er seine Kränkung durch den Arbeitsplatzverlust zu kompensieren sucht. Er definiert sich als »Manager für meine Frau«, übernimmt alle auftretenden Aufgaben im häuslichen Bereich (Kochen, Waschen, Putzen etc.), kümmert sich um sämtliche äußeren Herausforderungen, organisiert Arztbesuche und Termine bei der Physio- und Ergotherapie, führt Auseinandersetzungen mit der Krankenkasse etc.

Gespräche zwischen den Partnern drehen sich ausschließlich um organisatorische, instrumentelle, pragmatische Fragestellungen, ein Austausch über Gefühle, Befindlichkeiten, Sorgen oder Befürchtungen findet nicht statt. Er ist der Meinung, alles nur Erdenkliche für seine Frau zu tun, verzichtet auf jede Art von Außenkontakten (keine Treffen mehr mit Freunden, keine Kneipenbesuche etc.). Sie hat große Schuldgefühle ihm gegenüber, »da er sich mir so hingebungsvoll aufopfert«, und traut sich nicht, eigene Wünsche und Bedürfnisse zu äußern. Die Krankheit, in ihrem medizinischen Ausmaß durchaus beherrschbar, hat sich innerhalb der Partnerschaft verselbstständigt und zu Problemen der Interaktion geführt. Unausgesprochene und nicht eingestandene Wünsche und Ängste, Gefühle von Schuld, Scham, Kränkung, Wut und Ohnmacht führen auf beiden Seiten zu erheblichen emotionalen Belastungen, die sich beim Ehemann schließlich in einer klinisch manifesten Erschöpfungsdepression äußern.

4.4.3 Risiken für die Partnerschaft durch Krankheit

Es wurde bereits angesprochen, dass Paare krankheitsbedingt darauf gefasst sein müssen, einen Teil ihrer Freiheit und Sicherheit zu verlieren. In der Akutphase einer ernsten Erkrankung rücken die Partner enger zusammen, teilen die gemeinsame Belastung, die mit der initialen Diagnostik und Therapie verbunden ist. Die Verdrängung von Angst und schmerzhaften Befürchtungen kann zu Beginn dieser Phase durchaus sinnvoll sein, da sie Gefühle begrenzen hilft, die sonst zu überwältigend wären und das Selbst bedrohten. Eine länger anhaltende Verdrängung der emotionalen Folgen jedoch ist schädlich für die Identität des Einzelnen und die gemeinsame Beziehung.

Häufig finden wir hier eine Polarisierung im Sinne einer zu starken Fokussierung oder aber Ignoranz bzw. Vernachlässigung der Krankheitseinflüsse. Dabei zeigen Untersuchungen, dass die Bereitschaft, über Belastungen einer schwerwiegenden Erkrankung zu sprechen, mit einer positiven Veränderung der Partnerschaft und einem besseren psychischen Empfinden der Betroffenen einhergeht (Beutel et al. 1990). Im Verlauf der Erkrankung sollten Paare daher ermutigt werden, ihre Ängste auszudrücken, ohne dabei immer auf »den richtigen Zeitpunkt« zu warten. Sollte ein Paar schon andere relevante Belastungssituationen im Leben gemeistert haben, so ist es hilfreich, an solche Erfahrungen anzuknüpfen: Was hat dem Paar geholfen, als es sich mit Stress, Schmerz, Verlust oder z. B. einer unklaren Bedrohung konfrontiert sah, was konnte das Paar selbst zur Bewältigung der Krise bzw. Belastung beitragen, hat es Hilfe von außen erfahren? Wichtig ist, dass der Behandler diese Ressourcen anspricht, z. B. im Genogramm des Paares.

Die große Herausforderung besteht darin, dass die von Krankheit betroffenen Patienten nicht nur ihre eigenen Reaktionen verstehen lernen, sondern auch die ihrer Partner. Eine von Brustkrebs betroffene Patientin muss sich beispielsweise nicht nur mit ihren eigenen Befürchtungen vor dem Verlauf der Krankheit und Ängsten vor der Behandlung auseinandersetzen (Operation, Chemotherapie, Bestrahlung, Nachsorgeuntersuchungen), sondern gegebenenfalls auch mit den Unsicherheiten und Ängsten aufseiten ihres Partners. Sich mit dem u. U. infolge von Chemotherapie oder Bestrahlung drohenden Verlust ihrer Fortpflanzungsfähigkeit, dem Verlust ihrer sexuellen Attraktivität, ihrer körperlichen Stimmigkeit, ihrer emotionalen Stabilität und ihrer Zuversicht, ihre Kinder bis zum Erwachsenenalter zu versorgen und mit ihrem Partner alt zu werden, konfrontiert zu sehen, kann für die Patientin bedeuten, dass ihre Rolle als Familienfrau, die für die emotionale Versorgung ihres Mannes und der Kinder zuständig ist, massiv infrage gestellt ist, noch dazu, wenn sie für sich beansprucht, sich jetzt um sich zu kümmern.

Für den Partner stehen im Krankheitsverlauf die Wesensart und die Wünsche des kranken Ehepartners stark im Vordergrund, seine Irritierbarkeit und Belastungen werden zu seinem

Hauptproblem (z. B. Autofahren, Arztbesuche, Medikamenteneinnahme, Telefonieren, Körperhygiene etc.). Da der von Krankheit Betroffene häufig nicht genug emotionale Unterstützung geben kann und die Auswirkungen der Erkrankung von den Erkrankten oft als weniger gravierend wahrgenommen werden als von seinem Partner (Buddeberg 1992; Keller et al. 1998), ist der Partner oft auf sich gestellt, wobei sein subjektives Stresserleben sich von dem des Betroffenen nicht wesentlich unterscheidet (Omne-Pontén et al. 1993). Partner erhalten i. d. R. wenig soziale Unterstützung, finden auch im Medizinsystem wenig Beachtung und reduzieren ihre Kontakte nach außen. Ihre Fixierung auf den Patienten kann diesen u. U. in einer defizitären Rolle gefangen halten und fördert die eigene emotionale Belastung bis hin zu schwerwiegenden psychosomatischen Beschwerden.

Fallbeispiel 13

Frau F. (36 Jahre) leidet seit drei Jahren an einer rheumatischen Erkrankung, sie ist nur eingeschränkt körperlich belastbar, die Hausarbeit und die Kinder machen ihr große Mühe, sie klagt über Schmerzen, rasche Erschöpfbarkeit und Ermüdung (Fatigue).

Nahe ihrem Geburtsort hatte sie vor sechs Jahren mit ihrem Mann und den beiden Söhnen (sechs und acht Jahre) ein neues Haus bezogen, das sie mit viel Eigenleistung gebaut hatten. In der Neubausiedlung leben viele junge Familien, zu denen jedoch wenig Kontakt besteht. Da sie keine »Vereinsmenschen« sind, haben sie als Zugezogene wenige Berührungspunkte mit den Nachbarn, die im Übrigen von ihrer Erkrankung nichts wissen sollen. Auch vermeidet sie es, gegenüber ihren Eltern über ihre Erlebnisse mit der Krankheit zu sprechen, da sie »Mutter nicht belasten will«. Der Ehemann (42 Jahre) hat nach der Heirat 2003 sein Elternhaus verlassen, das 80 km entfernt liegt. Sie fahren nur selten in seine Heimatstadt, die Beziehung zwischen ihm und den Eltern bzw. Geschwistern ist eher distanziert, ohne dass dafür Konflikte im engeren Sinne verantwortlich zu machen wären, »bei uns wurde einfach nie so über Gefühle gesprochen«.

Herr F. ist Ingenieur und seit vier Jahren Abteilungsleiter in einem Betrieb der Metallindustrie. Er hat Führungsverantwortung für ca. 100 Mitarbeiter, die er sehr ernst nimmt. Da seine Arbeitsstätte 150 km vom Wohnort seiner Familie entfernt liegt, arbeitet er in einer Viertagewoche täglich ca. zwölf bis 15 Stunden, um sich an den restlichen drei Tagen zu Hause um die Haushaltsführung, Einkäufe und Besorgungen, Arztbesuche mit der Frau und um die Kinder kümmern zu können. Die Arbeitskollegen wissen von der Krankheit seiner Frau, gesprochen wird darüber aber nicht. Er hat abends kaum noch die Kraft, etwas zu unternehmen, wenn er mal rausgeht, dann meist mit Geschäftskollegen, »da wird aber nichts wirklich Persönliches erzählt«.

Herr F. ist der Meinung, dass seine Frau »das mit der Krankheit gut gemacht hat, auch wenn sie mit mir nie so richtig darüber reden wollte. Ich bin froh, dass ich meine Arbeitszeiten so legen konnte, dass ich für meine Frau und die Kinder da sein kann. Dass ich in letzter Zeit immer öfter so Durchfälle habe, nervös bin und grundlos weinen muss, liegt sicher daran, dass wir in der Firma so viel zu tun haben und mich am Wochenende dann noch die Kinder so nerven!

Die hat meine Frau einfach nicht im Griff, sie tanzen ihr unter der Woche auf der Nase rum, und ich muss es dann richten!« Seine Frau hat ihn gedrängt, ärztliche Hilfe in Anspruch zu nehmen, sie kann sich nicht erklären, woher seine Beschwerden rühren.

4.4.4 Interventionsformen

Die Paarbeziehung ist meist am stärksten von einer schweren Erkrankung in der Familie betroffen, sei es mittelbar oder unmittelbar. Die Beteiligten reagieren unterschiedlich in der Art und Weise, wie sie mit den krankheitsbedingten Belastungen umgehen. Häufig treten Stress, Erschöpfung, Hilf- und Hoffnungslosigkeit, aber auch Ressourcen, resilientes Verhalten,

Stärke und Optimismus auf. Auch können Partner unter dem Eindruck der Krankheit in einer Weise aufeinander reagieren, wie sie es sonst nicht voneinander gewohnt sind. Wobei können Behandler die Betroffenen unterstützen, wie können sie ihnen Mut machen, sich der Krankheit und den damit verbundenen Herausforderungen zu stellen, ohne sich und ihre Identität als Paar aufzugeben?

McDaniel et al. (1997) schlagen einige Strategien vor, die dem Paar helfen können, eine bedrohliche Erkrankung besser zu bewältigen:

- Abwehrmechanismen, Schuld- und Schamgefühle akzeptieren, inakzeptable Gefühle annehmen
- das Gespräch der Partner untereinander aufrechterhalten
- die Identität stärken, für sich, mit dem Partner, mit Bezugspersonen
- die Krankengeschichte und ihre Bedeutung gemeinsam erarbeiten
- Information, psychologische Beratung und Unterstützung annehmen
- das Gefühl der eigenen Selbstwirksamkeit stärken
- Lebensziele überprüfen, Lebensplanung mit dem Partner abstimmen.

Im Mittelpunkt einer günstigen Krankheitsbewältigung sollte das gemeinsame Gespräch stehen, für das die Beteiligten Ruhe und Zeit brauchen. Der beste Weg, sich gegenseitig zu helfen, ist regelmäßige gemeinsam verbrachte Zeit, gegebenenfalls auch mehrfach in der Woche. Dieses unterstützende Gesprächsverhalten kann (nach Zimmermann u. Heinrichs 2008) dabei helfen, dass:

- die Partner klar über emotionale und praktische Sorgen, Gedanken und Gefühle miteinander sprechen
- die Partner sich rückmelden können, ob die geleistete Unterstützung auch als hilfreich erlebt wird

- die Partner lernen, ihrem Gegenüber in Bezug auf seine Gefühle und Ansichten aktiv zuzuhören, und Dinge wie Gedankenlesen oder Unterbrechen vermeiden
- die Partner miteinander die Erfahrung machen können, die Bedeutung des Gesagten zu verstehen, auch wenn man nicht genauso fühlt
- die Partner die Fähigkeit entwickeln, sich gegenseitig zu beruhigen und dem anderen zu vermitteln, dass man für ihn da ist und ihn unterstützen will.

4.4.5 Zusammenfassung

Entsprechend dem Ausmaß der biopsychosozialen Wechselwirkung einer Krankheit sollten es sich Behandler zur Aufgabe machen, den Partner des Patienten routinemäßig in die Diagnostik und Therapie einzubeziehen. In welchem Umfang dies geschehen sollte, richtet sich nach den Erfordernissen der einzelnen Krankheitsstadien, die jeweils spezifische Anforderungen an die Betroffenen stellen. Je komplexer die Problematik, desto wichtiger ist das gemeinsame Gespräch der Partner. Behandler sollten hilfreich einwirken, wenn Paare diese Ressource nicht oder nur ungenügend für sich nutzen können, selbst wenn die Problematik schon länger besteht und das Paar bisher keinen angemessenen Weg für sich gefunden hat, mit den emotionalen Belastungen der Krankheit umzugehen.

4.5 Chronische Krankheit

4.5.1 Kennzeichen der Phase

Der medizinische Fortschritt bringt es mit sich, dass die Fortsetzung des Lebens zunehmend auch bei Erkrankungen möglich ist, an denen Menschen früher verstorben wären. Dies gilt für Kinder in gleichem Maße wie für Erwachsene. Bösartige Erkrankungen, Herz-Kreislauf- und pulmonale Erkrankungen, Diabetes, MS oder Autoimmunerkrankungen sind nur einige Beispiele, mit denen nicht nur der Patient selbst, sondern auch

Partner und Familienangehörige über lange Zeit konfrontiert ist und fertig werden muss.

Die Fortschritte medizinischer Behandlungsmethoden wie minimal invasive Chirurgie, schonende Strahlentherapie, interventionelle Kardiologie oder Radiologie, aber auch neue medikamentöse Behandlungsansätze haben zwar eine segensreiche Wirkung für den Patienten, erfordern aber auch angesichts sich weiterhin verkürzender Liegezeiten im Krankenhaus und der Ausweitung tagesklinischer Versorgungsangebote von den Betroffenen ein hohes Maß an Flexibilität und die Übernahme bisher nicht gekannter Verantwortungsbereiche. Fortschrittliche Hightechmedizin kann jedoch auch dazu führen, dass sich gravierende Probleme im Umgang mit der Krankheit oder den krankheitsbedingten Herausforderungen stellen.

So mag z. B. ein implantierter Defibrillator eine wirksame Therapie für die Suppression von Kammerflimmern darstellen. Wenn der Patient aber phobische Ängste entwickelt, ihm könnte »der Stromschlag das Herz herausreißen!«, kann es zu einem Aufschaukelungsprozess kommen, in dem die lebensrettende Technik die Lebensqualität des Patienten massiv beeinträchtigt. Reagiert dieser Patient dann derart ängstlich, dass er z. B. nicht einmal mehr alleine duschen gehen kann, sondern ständig die Anwesenheit seiner Frau braucht, bleibt trotz optimaler medizinischer Therapie die Lebenszufriedenheit auf der Strecke.

Dies gilt z. B. auch für die dialysepflichtige Patientin mit Schrumpfnieren, die Monate nach einer Nierentransplantation eine durch ärztliche Fehlmedikation verursachte Abstoßungsreaktion mit Verlust der Spenderniere erleidet. Nachdem ihr die erneute Dialyse nicht erspart bleibt, erfolgt nach einer Wartezeit von mehreren Jahren eine zweite Nierentransplantation, die die Situation derart verbessert, dass es ihr gelingt, ihr Studium abzuschließen und ihre Tätigkeit als Ärztin zu beginnen. Einige Monate später treten jedoch erneut Komplikationen auf, die die Entfernung auch der zweiten Spenderniere unumgänglich machen und sie zwingen, sich erneut dialysieren lassen zu müssen. Trotz sehr guter Unterstützung durch den Partner ist die Patientin wiederholt suizidal, was den Hausarzt veranlasst, einen Psychotherapeuten hinzuzuziehen, um gemeinsam einige Paargespräche zu führen.

Abseits der individuellen Dramatik haben die geschilderten Fälle eines gemeinsam: Die psychosoziale Seite der Krankheit ist *der* entscheidende Faktor, der den kurativen Verlauf der Behandlung bestimmt. Obwohl sie für das subjektive Krankheitserleben, die Krankheitsverarbeitung, die Akzeptanz medizinischer Maßnahmen und die Krankheitsprognose der Patienten große Bedeutung hat, tritt sie für die Behandler zugunsten der überwiegenden Fokussierung auf die moderne medizintechnische Diagnostik und Therapie häufig in den Hintergrund. Ist die Komplexität der Situation jedoch maßgeblich durch psychosoziale Krankheitsfaktoren mitbestimmt, ist eine wirksame Behandlung ohne die Einbeziehung des Partners oder weiterer Familienangehöriger kaum zu leisten. Zu berücksichtigen ist auch, dass der Hausarzt alleine häufig mit der Problematik überfordert ist. Er ist daher auf die Zusammenarbeit mit fachärztlichen Spezialisten und kooperierenden Psychotherapeuten angewiesen und sollte zu seiner eigenen Entlastung den vertrauensvollen Dialog mit Fachkollegen in der Balint-Gruppe suchen.

4.5.2 Herausforderungen, Anpassungserfordernisse und Entwicklungschancen bei chronischer Krankheit

In der Auseinandersetzung mit einer chronischen Krankheit geht es anders als im akuten Krankheitsgeschehen weniger um Heilung im engeren Sinne (Restitutio ad integrum), sondern um die Akzeptanz von und den Umgang mit Beeinträchtigungen und Erschwernissen im Alltag des Patienten und seiner Angehörigen. Die zeitliche Dimension spielt dabei eine ebenso gewichtige Rolle wie der anzunehmende medizinische Verlauf der Erkrankung (vgl. Rolland 2000, Abb. 3).

In der *Anfangsphase einer chronischen Erkrankung* stellen sich daher andere Fragen als im späteren Verlauf:

- Mit welchen Beeinträchtigungen muss sich der Patient in nächster Zeit auseinandersetzen?
- Wie wird mit der damit verbundenen Unsicherheit umgegangen werden?
- Wie wird sich die Krankheit voraussichtlich entwickeln, mit welchen Krankheitsstadien ist in welcher Zeit zu rechnen?
- Welche Auswirkungen hat dies auf das aktuelle und das zukünftige Alltagsleben der unmittelbar Betroffenen (Beruf, soziales Leben, familiäre und partnerschaftliche Situation)?
- Welche medizinischen Behandlungsmaßnahmen werden im Verlauf zu erwarten sein?
- Neigen der Patient und seine Angehörigen zu einer realistischen oder eher zu einer verharmlosenden bzw. einer dramatisierenden Einschätzung der Situation?
- Ist abzusehen, ob die familiären bzw. partnerschaftlichen Bindungen dem zu erwartenden Stress gewachsen sein werden?
- Rücken die Betroffenen enger zusammen, oder brechen alte Konflikte wieder auf?
- Wie kann wirtschaftlicher Schaden abgewendet werden?
- Welche Rollen müssen in der Familie neu verteilt werden?
- Wie offen kann in der Familie bzw. Partnerschaft, aber auch gegenüber entfernten Angehörigen, Freunden, Nachbarn etc. über die Krankheit und die Krankheitsfolgen gesprochen werden?

Das folgende Fallbeispiel veranschaulicht, dass auch innerhalb einer tragfähigen Partnerschaft die Krankheitsattribution im Anfangsstadium einer chronischen Erkrankung derart divergent sein kann, dass mögliche Behandlungsmaßnahmen erschwert bzw. verzögert werden können.

Fallbeispiel 14

Der 56-jährige Herr B. lebt seit 15 Jahren in kinderloser Ehe mit einer sechs Jahre jüngeren Partnerin. Die Ehe wird von beiden als glücklich beschrieben, die selbst gewählte Kinderlosigkeit habe ihnen viele Freiheiten ermöglicht, sie hätten oft und ausgiebig reisen können, da sie beide berufstätig seien, sei es ihnen finanziell immer gut gegangen.

Vor drei Jahren wendet sich Herr B. wegen phasenweiser starker Bewegungsunruhe an seinen Hausarzt, der ihn unter dem Verdacht auf ein tremorbetontes Parkinson-Syndrom an den Neurologen vor Ort überweist. Dort erfolgt unter dem Eindruck typischer Krankheitssymptome die Bestätigung der Verdachtsdiagnose des Hausarztes, verbunden mit der Verordnung spezifischer Medikamente. Diese werden zwar vom Patienten eingenommen, die Ehefrau begegnet der Medikation jedoch mit großer Skepsis. Ab jetzt besteht sie darauf, bei jedem Arztkontakt ihres Mannes anwesend sein zu können, und drängt auf Wiederholungsuntersuchungen, da sie davon ausgeht, dass die Diagnose Parkinson-Syndrom nicht zutrifft. Frau B. klammert sich vielmehr an die Vorstellung, dass die extrapyramidale Symptomatik ihres Mannes Ausdruck einer stressinduzierten Unruhe bzw. Nervosität sei, die mit Entspannungstechniken behandelt werden könnten. Da dies allerdings zu keiner Besserung führt, drängt das Paar den Hausarzt zu weiteren stationären Untersuchungen in neurologischen Kliniken. Als an zwei Universitätskliniken die Implantation eines Hirnschrittmachers empfohlen wird, mutmaßt Frau B., dass dafür in erster Linie wissenschaftliche Interessen der Kliniken maßgeblich seien.

Schließlich gelingt es dem Hausarzt mit Unterstützung seiner Balint-Gruppe, schrittweise die Gespräche mit dem Paar auf das Thema »Ängste und Befürchtungen« zu lenken. Es wird deutlich, dass Herr B. zwar die Diagnose im Wesentlichen akzeptieren kann, aber seine Frau aus Angst vor der Zukunft damit nicht belasten will. Sie hingegen kann erstmals unter Tränen ihrer Befürchtung Ausdruck geben, nach der OP »nicht mehr meinen Mann, sondern einen Pflegefall, einen Zombie« zurückzubekommen.

Durch Kontaktaufnahme mit der ortsansässigen Selbsthilfegruppe erhält Herr B. weitere Informationen zu seiner Grunderkrankung und nimmt das Angebot dankbar an, gemeinsam mit seiner Frau ausführlich mit einem Betroffenen zu sprechen, bei dem erfolgreich ein Schrittmacher implantiert wurde. Dies führt zu einer deutlichen Entlastung der Situation, und Frau B. kann schließlich der vorgeschlagenen OP zustimmen.

Ganz anders stellt sich die Situation dar, wenn sich im Zuge einer chronischen Erkrankung der *Übergang in die terminale Phase* abzeichnet, die von Angst (z. B. vor Schmerzen, Immobilität etc.), der Furcht vor Alleinsein, Ohnmacht und starker Hilfsbedürftigkeit geprägt sein kann.

Entscheidende Fragen in dieser Phase können sein:

- Über welche medizinischen Informationen verfügt die Familie, welche braucht sie noch?
- Wie optimistisch bzw. pessimistisch ist die Familie bezüglich des Krankheitsverlaufs?
- Welche Möglichkeiten der medizinischen Versorgung im Terminalstadium sind vorhanden, wie will bzw. kann sich die Familie dabei einbringen?
- Ist die Familie in der Lage, gemeinsam das Terminalstadium zu gestalten, oder erschweren offene oder verdeckte Konflikte den innerfamiliären Kontakt?
- Hat die Familie schon andere Verluste erlebt? Wie wurde damit umgegangen?
- Wer in der Familie übernimmt welche Aufgaben bzw. welche Rolle?
- Rückt die Familie zusammen, oder ziehen sich Angehörige zurück?
- Welches wird das Vermächtnis des Patienten sein, was möchte man ihm noch mitteilen, mit ihm noch klären etc.?
- Haben die Angehörigen eine Vorstellung davon, wo der Patient sterben soll?
- Welche Haltung hat die Familie zu Tod und Sterben? Wie wird in der Familie darüber gesprochen, welches sind die größten Befürchtungen?

An das erkrankte Familienmitglied gerichtet, ergeben sich ebenfalls Fragen:

- Wo möchte der Patient sein, wenn er stirbt, wer soll bei ihm sein?
- Welche Regelungen sollten vor seinem Tod noch getroffen werden?
- Was möchte er seiner Familie oder seinem Partner vor dem Tod noch mitteilen, was nicht?
- Welches sind seine Wünsche für die Angehörigen oder den Partner, wenn er einmal nicht mehr da ist?

Wichtig in dieser Phase der Erkrankung ist es, den Dialog in der Familie aufrechtzuerhalten, da es einer natürlichen Tendenz in Familien entspricht, den Kranken durch Schweigen, Fehlinformation (z. B. über medizinische Befunde) oder Ausgrenzung zu »schützen«. Die Familie handelt dabei oft in dem Glauben, den Betroffenen zu entlasten und ihm die Auseinandersetzung mit seinem Gesundheitszustand zu ersparen. Je länger und schwerer eine Krankheit ist, desto größer die emotionale Belastung aller und die Neigung, ihr durch Abwehr (v. a. Vermeidung und Verleugnung) zu begegnen. Der Hausarzt sollte dies als eine familiäre Strategie der Selbsthilfe verstehen und sich bemühen, die innerfamiliäre Kommunikation behutsam zu stärken.

Eine weitere kommunikative Herausforderung für Familien mit chronisch Kranken besteht im täglichen Kontakt mit dem Medizinsystem, also Ärzten, Pflegepersonen, Mitarbeitern aus dem Physio-, Reha- und Sozialbereich sowie Kostenträgern (Kranken-, Unfall- bzw. Rentenversicherungen). Dies bedeutet, sich täglich mit wechselnden Erwartungen unterschiedlicher Behandler und Institutionen konfrontiert zu sehen, das Gespräch mit ihnen aufrechtzuerhalten unter Einhaltung von Zeiten, Fristen und Regeln, die häufig nicht dem Rhythmus und den Bedürfnissen der Familie bzw. des Paares entsprechen.

4.5.3 Risiken in der Phase chronischer Krankheit

Jede chronische Krankheit hat ihre eigene medizinische und psychosoziale Charakteristik und verlangt entsprechende Entwicklungsschritte. Inadäquate Unterstützungsbemühungen von Angehörigen, wie z. B. mitleidvolles Verhalten oder übertriebene Fürsorge, verschlechtern dabei eher die Krankheitsverarbeitung des Patienten (Wortmann 1984).

Neben diesen spezifischen Besonderheiten gibt es aber auch häufig auftretende, empirisch ermittelte Belastungen von Familienangehörigen im Umgang mit krankheitsinduziertem Stress, z. B. bei einer Tumorerkrankung (Koch und Beutel 1988, zit. nach Schulz et al. 1998):

- Verlustängste
- Berührungsängste, sexuelle Probleme
- Zunahme der Distanz (emotionaler Rückzug)
- Verleugnen von Krankheitsfolgen
- zusätzliche Aufgaben
- Unsicherheit hinsichtlich des Verhaltens gegenüber dem Patienten, z. B. seine Unterstützung betreffend
- nicht übereinstimmende Bedürfnisse und Erwartungen der Familienmitglieder
- Bedürfnisse und Erwartungen vonseiten des Patienten (vermehrte Rücksichtnahme)
- verändertes Verhalten des Patienten.

Es kommt also zu einem Verlust an gemeinsamen Interessen, Bewegungsfreiheit, Flexibilität und Handlungsspielraum, der die emotionale und körperliche Nähe gefährdet und die Lebenszufriedenheit auch der Angehörigen nachhaltig beeinträchtigt. Wiederholt kann es in dieser Phase zu einer typischen Abwehrreaktion von Partnern oder Angehörigen kommen, indem sie ihrer Wut, Angst, Trauer oder Verzweiflung durch ein nahezu kontraphobisches Gesundheitsverhalten entgegenzutreten suchen. Das folgende Beispiel verdeutlicht dies in auffälliger Weise.

Fallbeispiel 15

Nachdem seine 36-jährige Ehefrau an einer Enzephalitis disseminata (MS) erkrankt war, der sie mit Wut, Schuld- und Schamgefühlen sowie einer angstbetonten Somatisierung begegnet, verstärkt Herr F. massiv seine sportlichen Aktivitäten, macht jeden Abend ausgedehnte Radtouren, plant eine Alpenüberquerung und stellt seine gesamte Ernährung zugunsten einer starken Betonung von Nahrungsergänzungsmitteln um. Darauf vom Hausarzt angesprochen, erklärt er, er wolle »nie einer Krankheit so ausgeliefert sein wie meine Frau!«.

Möglicherweise ist der Veränderungsspielraum einer Familie durch die Krankheit auch derart eingeschränkt, dass der Betroffene oder nahe Familienangehörige auf anstehende oder geplante Entwicklungsschritte im Family Life Circle verzichten müssen. Dies kann nicht nur Kinder kranker Eltern betreffen, sondern ebenso Erwachsene im mittleren Lebensalter, die vor Ausbruch der Krankheit eine Neuorientierung angestrebt hatten und nun gezwungen sind, ihre Lebensplanung überprüfen zu müssen. So kann es ein, dass z. B. die Aufnahme einer wohnortfernen Ausbildung für ein Kind ebenso zurückgestellt werden muss wie z. B. die geplante Wiederaufnahme der Berufstätigkeit einer Mutter, deren Kinder das Haus verlassen haben. Im schlimmsten Fall kann das ganze Familienleben durch die Erkrankung derart in Mitleidenschaft gezogen werden, dass die soziale Existenz der Familie massiv bedroht ist.

Eine Fülle von Untersuchungen belegt, dass innerer oder äußerer Stress in Familien auf den Verlauf bzw. das Ausmaß einer bestehenden körperlichen Erkrankung nachhaltigen Einfluss nehmen kann (eine ausführliche Literaturübersicht findet sich dazu bei Weihs et al. 2002). Das folgende Beispiel soll verdeutlichen, dass dabei nicht nur der Betroffene als Einzelner gesehen werden sollte, sondern Behandler offen für den Kontext sein müssen, innerhalb dessen sich Krankheit ereignet bzw. entwickelt.

Fallbeispiel 16

Seit Jahren wird der 72-jährige Patient Herr D. von seinem Hausarzt wegen einer obstruktiven Lungenerkrankung behandelt. Den landwirtschaftlichen Betrieb, der sich seit 200 Jahren im Besitz der Familie befindet, hat er vor drei Jahren an den verheirateten Sohn übergeben, der ihn weiterführt. Die Familie lebt mit drei Generationen unter einem Dach, der Hausarzt kennt die übrigen erwachsenen Familienmitglieder und die Kinder gut, da sie ebenfalls Patienten seiner Landpraxis sind.

Wegen schwerer Atemnotattacken muss der Arzt den Patienten in den letzten Wochen wiederholt zu Hause aufsuchen. Dies z. T. auch nachts, da Herr D. die ärztlich empfohlene Klinikeinweisung beharrlich ablehnt. Trotz Maximaleinsatz spezifischer pumonologischer Medikamente, Gabe von Antibiotika und forcierter Sauerstoffzufuhr lässt sich die Situation nicht wirklich stabilisieren. Die radiologische Diagnostik zeigt bis auf die typischen Zeichen einer COPD keinerlei Auffälligkeiten, die das Ausmaß der Beschwerden erklären könnten.

In dieser Phase zunehmender Ratlosigkeit erhält der Hausarzt von seiner Arzthelferin den Hinweis, dass der (verheiratete) Sohn des Patienten seit Monaten eine außereheliche Beziehung im Dorf unterhält. Herr D. und seine Frau wüssten dies, könnten aber aus Scham darüber mit niemandem sprechen. Die Situation sei für den alten Mann ein Desaster, schließlich habe er den größten Hof im Dorf, fürchte um den guten Ruf der Familie und wolle nach außen nicht so dastehen, als ob er als Oberhaupt der Familie die Situation nicht unter Kontrolle hätte.

Der Hausarzt entschließt sich daraufhin, den Patienten und seine Frau sowie den Sohn und die Schwiegertochter daheim zu einem gemeinsamen Gespräch aufzusuchen. Dabei erkundigt er sich nach dem Krankheitserleben jedes Familienmitgliedes, erfährt vieles über Zukunftsängste und Unsicherheiten hinsichtlich der weiteren Entwicklung, aber auch darüber, wie sehr Herr D. sich bemüht, keinem zur Last zu fallen, alle zu schonen und wenig Aufhebens von sich zu machen. Der Arzt klärt die Familie über die medizinischen Zusammenhänge der Erkrankung auf, geht mit keinem Wort auf den verdeckten Familienkonflikt ein, sondern schließt das Gespräch mit dem Hinweis, dass Herr D. offenbar ein zäher Kämpfer sei, der in bewundernswerter Weise alles daransetze, die Familie nicht zu belasten, selbst wenn es ihn das Leben zu kosten drohe. Herr D. bricht daraufhin heftig in Tränen aus und muss von seiner Frau und der Schwiegertochter zu Bett gebracht werden. Nach diesem Familiengespräch beruhigt sich die pulmonale Situation des Patienten fast schlagartig. Als der Hausarzt wenige Tage später zu einem Routinebesuch vorbeikommt, trifft er auf einen aufgeräumten und gelöst wirkenden Patienten, der zwar noch deutlich erschöpft, aber doch sichtbar auf dem Wege der Besserung ist.

Der Sohn, so erfährt er später, hatte am Tag nach dem Familiengespräch die außereheliche Beziehung abrupt beendet und seinen Vater um Verzeihung gebeten.

An diesem eindrucksvollen Beispiel wird deutlich, dass Behandler in ihrer Arbeit mit Familien an Tabus stoßen können, die sie unbedingt zu respektieren haben, auch wenn dies die Behandlung vermeintlich erschweren mag. Um den Bauern zu schützen, wählte der Arzt vordergründig eine Formulierung, die in erster Linie das Krankheitsverhalten des Patienten würdigte, hintergründig jedoch auf das Dilemma des Patriarchen in diesem verdeckten Familienkonflikt hinwies. So konnten sich die Protagonisten jeweils unter Wahrung ihres Ansehens angesprochen fühlen, ohne dass die Familie ihr Gesicht verlor.

4.5.4 Interventionsmöglichkeiten

Chronische Krankheiten führen häufig zu Belastungen im psychosozialen Umfeld des Patienten und stellen daher für medizinische Behandler eine besondere Herausforderung dar. Nicht nur, dass das Gesundheitssystem ärztliche Gesprächsleistungen äußerst schlecht honoriert, die Situation wird auch dadurch erschwert, dass Ärzte ausbildungsbedingt in erster Linie individuumorientiert denken und handeln, ihre Interventionen und Instruktionen also auf die Behandlung ihres kranken Patienten und nicht seiner Familie abzielen. Die Herausforderung besteht darin, individuelle Interventionen im zeitlichen Verlauf einer chronischen Erkrankung immer wieder hinsichtlich ihrer »Familientauglichkeit« zu überprüfen. Dies betrifft nicht nur den Bereich des Krankheitsmanagements (wann kann welche Behandlung wie stattfinden?, wer in der Familie kümmert sich dann um den Patienten?, braucht der Partner eventuell Unterstützung?, wie muss die Sozialstation in die häusliche Versorgung einbezogen werden?; etc.), sondern auch den der unmittelbaren Krankheitsverarbeitung (wie kann die Familie der Krankheit einen Platz zuweisen, der ihr Raum zum Leben lässt, ohne dass die Krankheit ausgeblendet wird?, wie kann krankheitsinduzierter traumatischer Stress in der Familie gemindert werden?, wie kann die Familie Unterstützung in der Alltagsbewältigung erhalten?, kann sie sie annehmen?, wie kann die Familie ermuntert werden, trotz der Krankheit ihr Freizeitverhalten nicht zu vernachlässigen, Feste und Gedenktage zu begehen?, hat die Familie Kontakt zu Selbsthilfegruppen?; etc.). In der Terminalphase einer Erkrankung dagegen stellt sich die Frage, welche Lasten die Familie letztlich (noch) zu tragen imstande ist. Familiensystemisch tätige Ärzte sollten daher nicht nur eine realistische Krankheitseinschätzung vornehmen, die sie mit dem Patienten teilen, sondern immer auch die Belastungen der Restfamilie bzw. des Partners im Auge behalten, insbesondere wenn dort vermehrt Konflikte auftreten, die Kritik untereinander zu- und das Selbstwirksamkeitserleben abnehmen und Halt gebende Bindungen oder Ressourcen zugunsten maladaptiver Muster in der Familie ihre Stützfunktion einzubüßen drohen.

4.5.5 Zusammenfassung

Tag für Tag mit einer chronischen Krankheit zu leben bedeutet, sich mit wechselnden Herausforderungen und Anpassungserfordernissen sowohl in körperlicher als auch in psychischer und sozialer Hinsicht konfrontiert zu sehen. Dies stellt eingespielte Rollenzuweisungen in der Familie ebenso infrage wie die traditionellen Erklärungsmuster von Krankheit, die meist von einem unidirektionalen Ursache-Wirkungs-Prinzip ausgehen und einer dichotomen Sicht auf Körper und Geist folgen. Steht in der Akutphase einer Erkrankung meist eine starke Handlungsorientierung aller Beteiligten im Vordergrund, so ist die chronische Phase davon geprägt, möglichst funktionale Formen der Krankheitsbewältigung zu entwickeln. Dabei bildet die Familie bzw. bilden Angehörige eine wichtige Ressource, die entscheidet, ob und wie suffizient die Krankheitsakzeptanz gelingt und ob Anpassungsleistungen nicht nur in körperlicher, sondern auch in psychosozialer Hinsicht erbracht werden können, die ein »Leben mit der Krankheit« möglich machen.

Außer auf die individuellen Besonderheiten jedes Patienten treffen wir dabei auf familiäre Charakteristika, die durchaus divergent sein können. Wir sollten darauf gefasst sein, dass manche Familien bzw. Paare im Bewältigungsverhalten einen eher kohäsiven Interaktionsstil zeigen, andere hingegen distanzierter miteinander umgehen. Hier kann es zum näheren Verständnis nützlich sein, die in der Familie vorherrschenden Grundüberzeugungen zu Gesundheit und Krankheit *(health beliefs)* zu evaluieren bzw. nach Vorerfahrungen hinsichtlich des Umgangs mit Stress, Schmerz und Krankheit in der Familiengeschichte zu fragen.

4.6 Verlust, Tod und Trauer in Familie und Partnerschaft

4.6.1 Kennzeichen der Phase

Der Tod eines nahen Familienangehörigen oder Partners stellt für jeden von uns eine außerordentlich belastende Verlustsituation dar, die mit heftigen Emotionen einhergeht. Möglicherweise bleiben mit dem Tod unerledigte Themen unerledigt, Probleme bleiben Probleme, und Ungesagtes bleibt ungesagt. Der Tod kann nachhaltige Veränderungen im Lebenszirkel einer Familie nach sich ziehen, nicht nur wenn Kinder sterben oder wenn Eltern ihre Kinder vorzeitig zu Waisen werden lassen – auch wenn mit dem Partner ein anderer Teil des Lebens stirbt oder wenn wir uns von unseren eigenen Eltern verabschieden müssen, auch wenn für sie der Tod womöglich eine Erlösung nach langer, schwerer Krankheit darstellt. Besondere Bedeutung hat in diesem Zusammenhang, ob wir uns auf das Ende hin orientieren konnten, also ein schrittweises, allmähliches Abschiednehmen möglich war, oder ob der Tod unerwartet und überraschend eintrat, wie z. B. nach einem Unfall oder einer akuten Gesundheitskrise (Herzinfarkt, Hirnblutung o. Ä.). Es ist nachvollziehbar, dass der plötzliche Verlust eines geliebten Menschen eine massive Stressreaktion auslöst, die alle klinischen Zeichen einer akuten Belastungsreaktion haben kann, die dissoziatives Erleben von Zeit und Raum, ein Gefühl von emotionaler Betäubung, halluzinatorische Phasen oder Situationen mit starkem Derealisations- bzw. Depersonalisationserleben umfasst.

Bei Angehörigen kann auch ein absehbarer, sich ankündigender Verlust heftige Gefühle wie Angst, Sinnlosigkeitsempfinden, Hoffnung, Schmerz, Trotz, Wut, depressive Reaktionen, Verzweiflung, Zorn oder Ohnmacht auslösen, begleitet von vegetativen Reaktionen wie Druck auf der Brust, Herzjagen und -stolpern, Magendruck und Übelkeit, Schlaflosigkeit, von innerer Unruhe trotz starker Erschöpfung, Ganzkörperschmerzen etc. Die Betroffenen reagieren darauf oft mit Verunsicherung und sind wegen ihrer psychischen oder psychosomatischen Reaktionen besorgt. Behandler sollten ihre Patienten daher darauf hinweisen, dass es sich dabei um situativ bedingte und natürliche Ausdrucksformen einer stressbelasteten Lebenssituation handelt, die keineswegs die Kriterien eines krankhaften, psychopathologischen Geschehens erfüllen. Es gehört daher zu den wichtigsten Aufgaben eines familiensystemisch orientierten Behandlers, den Patienten und seinen Partner bzw. seine Familie angesichts des Todes als gemeinsame Einheit zu sehen, die je nach Ausmaß der Belastung seiner Unterstützung bedarf, insbesondere wenn das Gespräch untereinander erschwert ist. Behandler sollten dafür sorgen, den eigenen Gefühlen ausreichend Aufmerksamkeit zu schenken (Entlastung z. B. in einer Balint-Gruppe), insbesondere wenn sie bemerken, dass sie im Finalstadium zum Patienten und seiner Familie entweder sehr viel Nähe suchen oder eher auf Distanz gehen möchten, da sie die emotionale Seite der Situation zu sehr belastet. Dies kann auch dann wichtig sein, wenn Behandler über den Inhalt oder den Zeitpunkt ihrer getroffenen medizinischen Entscheidungen unsicher sind und angesichts des Todes ihrer Patienten möglicherweise an ihren Fähigkeiten zweifeln.

4.6.2 Herausforderungen, Anpassungserfordernisse und Entwicklungschancen bei Verlust, Tod und Trauer

Die Beschäftigung mit Tod und Sterben wird in unserer Kultur weitgehend vermieden, die Realität der Endlichkeit unseres Lebens verdrängt. Die Lebenszeitspanne der Älteren nimmt dank moderner Medizin stetig zu, (Glücks-)Erwartungen an das Leben werden von einer Gesellschaft genährt, in der scheinbar alles möglich ist, solange dafür bezahlt wird. Soziale Netzwerke verdrängen v. a. bei der jüngeren Generation gewachsene familiäre Strukturen, die den (Bindungs-)Anforderungen postmoderner Gesellschaften zunehmend weniger gewachsen sind. In nie da gewesenem Ausmaß ist der Mensch zur Mobilität aufgefordert, Familien sind gezwungen umzuziehen und entfernen sich von Freunden und Angehörigen. In diesem Spannungsfeld wächst die Gefahr der Vereinsamung insbesondere alter Menschen, für die der Hausarzt eine wichtige Verbindung zur Außenwelt darstellt.

Auch im Medizinsystem soll die Realität des Todes nicht wirklich akzeptiert, sondern vielmehr ausgeklammert und verhindert werden. Behandler fühlen sich im Angesicht des Todes nicht selten gestresst, hilflos, ärgerlich, im schlimmsten Fall persönlich schuldig und gehen auf Distanz zu sterbenden Patienten und ihren Angehörigen. Angesichts unrealistischer Erwartungen an die Medizin können diese den Tod offen oder verdeckt als Ausdruck begrenzter fachlicher Fähigkeiten der

Behandler erleben und reagieren entsprechend mit Ärger und Abwehr.

Die genannten Aspekte können auf vielfältige Weise die finale Lebensphase eines Patienten beeinträchtigen und ein angemessenes Verhalten hinsichtlich Abschied und Trauer für die Betroffenen erschweren. Weil die Phase des Abschiednehmens (auch über den Tag hinaus, s. u.) von vielerlei Belastungen und Zersplitterungen bestimmt sein kann, ist es aus familiensystemischer Sicht besonders wichtig, dass hausärztliche Behandler (gegebenenfalls in Abstimmung mit der Pflegekraft der Sozialstation) ihre Aufgabe darin sehen, einen konstruktiven Dialog zwischen dem Patienten, seiner Familie und dem Medizinsystem zu ermöglichen. Damit Gefühlen von Ohnmacht, Ausgeliefertsein und Passivität entgegengewirkt werden kann, kann es für die Familie von großer Bedeutung sein, im Arzt einen erfahrenen Lotsen zu haben, der sie in der letzten Krankheitsphase eines Angehörigen unterstützt, körperliche oder psychische Reaktionen erklärt, Behandlungspläne erläutert und koordiniert, bei der Formulierung von Behandlungslimits (Patientenverfügung) hilft oder die Familie ermutigt, die letzten Stunden daheim oder im Hospiz aktiv vorzubereiten und zu gestalten.

Die folgenden Leitlinien stellen Empfehlungen für den Hausarzt dar, wie offen er mit dem Patienten und seinem Partner oder seinen Angehörigen im Terminalstadium kommunizieren sollte (modifiziert nach McDaniel et al. 1990):

- Bitte zur Befund- und Diagnosemitteilung nach Möglichkeit den Partner oder eine andere Vertrauensperson als Begleiter des Patienten hinzu.
- Sprich offen und direkt über die Diagnose, die verbleibenden Behandlungsmöglichkeiten und die Prognose (»Aus medizinischer Sicht glaube ich nicht, dass Ihre Krankheit heilbar ist«).
- Verwende eine klare, verständliche Sprache, vermeide medizinischen Fachjargon oder Intellektualisierungen.
- Sei aufrichtig im Umgang mit den Informationen, über die Du als Arzt verfügst, akzeptiere, dass Du womöglich nur ein

begrenztes medizinisches Wissen hast, vermeide es, zu optimistische oder zu pessimistische Aussagen zu machen.
- Halte Blickkontakt zum Patienten, sprich ruhig, sei auf wiederholte Verständnisfragen gefasst, wiederhole Deine Aussagen eventuell einige Male, ohne den Patienten zu überfordern. Bleibe bei Deinen Aussagen, versuche im Erstgespräch, Diskussionen über die Diagnose zu vermeiden (»Nach meinen Befunden gibt es absolut keinen Zweifel, dass es sich um einen bösartigen Tumor der Bauchspeicheldrüse handelt, der Ihre Übelkeit verursacht«).
- Zeige Verständnis und Mitgefühl für emotionale Betroffenheit, ohne im Erstgespräch schon näher darauf einzugehen.
- Vereinbare einen kurzfristigen Folgetermin, bei dem weitere Fragen und Themen besprochen werden können, die zwischenzeitlich aufgetreten sind.
- Führe weitere Gespräche nach Möglichkeit ebenfalls im Beisein des Partners oder vertrauter Familienangehöriger, sofern der Patient dies nicht ablehnt. Nimm Dir Zeit für solche Termine (gegebenenfalls am Ende der Sprechstunde), schaffe eine Atmosphäre, in der Patient und Angehörige sich aufgehoben und sicher fühlen können, ihre Gefühle zu zeigen (»Wir haben heute etwas Zeit, darüber zu sprechen, wie es Ihnen geht und wie Sie es bisher geschafft haben, mit dieser schwierigen Situation umzugehen«). Erörtere gegebenenfalls auch Möglichkeiten einer palliativen Behandlung und einer suffizienten Schmerztherapie.
- Lass Ärger oder Trauer zu, ohne zu beschwichtigen oder für gute Stimmung zu sorgen. Depression kann Ausdruck einer schrittweisen Verlustakzeptanz im Trauerprozess sein (s. u.), ein Signal, das eher Unterstützung verdient, als verdrängt zu werden.
- Sprich Patienten nicht ihre Hoffnung ab, sei zurückhaltend in der Äußerung zeitlicher Überlebensprognosen.
- Vereinbare regelmäßige Termine, um über die Behandlung, die Prognose, aber auch das persönliche Befinden des Patienten und seiner Familie zu sprechen, selbst wenn die medizini-

sche Betreuung in den Händen eines niedergelassenen oder in der Klinik tätigen Spezialisten (z. B. Tumorsprechstunde der Universitätsklinik) liegt.
- Nutze u. U. die Möglichkeit von Hausbesuchen, um Kinder des Patienten und die Betreuungssituation vor Ort kennenzulernen und die Aufgaben im erweiterten Betreuungssystem (Sozialstation, Palliativpflege etc.) zu koordinieren.

Die Begleitung durch den hausärztlichen Behandler ermöglicht wichtige Prozesse von Abschied und Trauer und beugt pathologischen Entwicklungen vor, die sich später in behandlungsbedürftigen psychischen und/oder psychosomatischen Störungsbildern (s. u.) zeigen können. Normale Trauerprozesse folgen typischerweise zyklischen Abläufen, die zeitlich begrenzt sind und im Verlauf gewissen Vorhersagekriterien unterliegen. Anzutreffen sind eine emotionale und kognitive Fokussierung auf den Verlust in Form von Gefühlen wie Schuld, Ärger, Stress, Schmerz, Gereiztheit, Leere, Einsamkeit, Feindseligkeit oder Gedanken wie Verleugnung, Nicht-wahrhaben-Wollen, Gedankenleere etc., wobei diese Phänomene als omnipräsent oder in bestimmten Situationen mehr oder weniger stark erlebt werden können. Als Verhaltensweisen können sich Betäubungsverhalten, Selbstverletzungen, Essstörungen, Isolierung, Apathie oder Hysterie manifestieren (vgl. McDaniel et al. 1990; Walsh a. McGoldrick 1991; Worden 1999; Käsler-Heide 2002).

Die akute Phase beginnt mit der Wahrnehmung des eingetretenen Todes und gleicht initial einer heftigen Schockreaktion mit emotionaler Betäubung und Lähmung *(Traueraufgabe: Verlust als Realität erfahren und akzeptieren)*. Sie hält typischerweise einige Wochen an und ist begleitet von depressiven Gefühlen und vielfältigen körperlichen Begleitphänomenen im Sinne einer Somatisierung *(Traueraufgabe: Trauerschmerz erfahren und zulassen)*.

Die anschließende, einige Wochen dauernde regressive Phase ist gekennzeichnet durch starkes Wiedererleben von Erinnerungen an den Verstorbenen. Während dieser Zeit ziehen sich die Hinterbliebenen häufig zurück und sind konfrontiert mit der Erkenntnis, was der eingetretene Verlust für sie persönlich bedeutet. In dieser Phase spüren sie oft eine starke Sehnsucht nach Wiederkehr des verlorenen Menschen und neigen dazu, die Endgültigkeit des Verlustes zu leugnen. Sie fühlen sich desorganisiert und verzweifelt, es fällt ihnen schwer, im Alltag zu funktionieren *(Traueraufgabe: Anpassung an eine veränderte Umwelt)*.

Die dritte, adaptive Phase beschreibt den Prozess der Reorganisation, den Beginn, das Leben schrittweise wieder in den Griff zu kriegen. Hier spielt die Zeit als Heilfaktor im Trauerprozess die entscheidende Rolle. Nun lassen die körperlichen Beschwerden häufig nach, die Beschäftigung mit dem Verstorbenen tritt angesichts tagesaktueller Ereignisse schrittweise in den Hintergrund, die Familienmitglieder beginnen wieder, zukunftsgerichtet zu planen, und nehmen an Aktivitäten teil, die zuvor wichtiger Bestandteil ihres gemeinsamen Zusammenlebens waren. *(Traueraufgabe: gefühlsmäßige Ablösung vom Verstorbenen)*. Die Phase der Reorganisation unterliegt weiten individuellen und/oder familiären Schwankungen, wobei immer wieder intensive Trauerreaktionen auftreten können, bevor es den meisten Hinterbliebenen gelingt, sich in emotional gesunder Weise vom Verstorbenen zu lösen und ohne ihn weiterzuleben.

4.6.3 Interventionsmöglichkeiten

Wie kann der familiensystemisch orientierte Hausarzt den Prozess des Trauerns unterstützen und begleiten? Da er die Familie i. d. R. schon seit Jahren betreut, ist er mit ihren Besonderheiten vertraut, kennt die Hinterbliebenen vor Ort und kann am ehesten einschätzen, wie gut oder wie schlecht sie mit dem Trauerprozess zurechtkommen oder vermutlich zurechtkommen werden. Da er oft aus verschiedenen Quellen Informationen erhält, ist er in der Lage, auch einzelnen Angehörigen Unterstützung zu geben, sofern er sie als Arzt versorgt. Hat ein Verbliebener auch nach der Beisetzung noch wiederholt das Gefühl, dass durch die Ereignisse des Todes Dinge nicht mehr angesprochen werden konnten (oder sollten) und dies die Trauer um den und den Abschied vom Verstorbenen erschwert, so kann der Arzt ihn eventuell anregen, Unausgesprochenes und Unerledigtes der Beziehung in individueller und angemessener Weise aktiv auszudrücken. Wichtig ist dabei, das Tun des einen mit dem Tun des anderen zu verknüpfen, damit neben der individuellen Intimität des Trauerns, der Gefühle und Gedanken die Familie in ihrer Gesamtheit nicht aus dem Blickfeld gerät. Dazu kann der Hausarzt die Hinterbliebenen für eine gewisse Zeit auch regelmäßig zum gemeinsamen Gespräch einladen, um sich über den Fortgang des Trauerprozesses in der Familie auszutauschen. Ergänzend dazu sollte er dem gesundheitlichen Befinden der einzelnen Familienmitglieder besondere Aufmerksamkeit schenken, da das Auftreten von körperlichen Krankheiten als Folge von Verlust und Trauer dem erfahrenen Praktiker bekannt ist, auch wenn das hierzu publizierte Datenmaterial spärlich ist (Strasser u. Petzold 2000).

4.6.4 Zusammenfassung

Die »emotionalen Schockwellen« (Bowen 1991), denen Familienangehörige oder Partner angesichts des Todes ausgesetzt sind, gehören zu den fundamentalsten Erfahrungen, die wir als Menschen zu verarbeiten haben. Die damit verbundenen Eindrücke wirken in der Erinnerung noch lange nach, können eine große Detailgenauigkeit beinhalten und altern nur allmählich. Umso wichtiger ist es, dass Menschen in ihrem Hausarzt in der Phase von terminaler Krankheit, Tod und Abschied einen Begleiter haben, der diese Belastungen zu bewältigen hilft, um pathologischen Trauerprozessen vorzubeugen.

Zum Abschluss: Jenseits aller Interventionen

Die Auseinandersetzung mit dem, was Krankheit für Familien bedeuten kann, stellt auch für Therapeuten immer wieder auch emotionale Belastungen dar. Ein Beispiel:

Fallbeispiel 17

Ein 13-jähriger Junge entwickelt nach der operativen Entfernung eines gutartigen Hirntumors eine kraniale Polyradikulitis mit Ausfall der Facialisnerven, Hörminderung, Schluck- und Sprachstörungen sowie eine rechtsseitige Bewegungsstörung. Trotz ausgiebiger Untersuchungen findet man keine rechte Erklärung für diese Symptome, hat somit auch kein festes Therapieschema, nach dem man ihn behandelt. Alle Therapieversuche, die man unternimmt, haben keinen Einfluss auf das Krankheitsbild. Allein Logopädie und Krankengymnastik bewirken eine gewisse Besserung. Als der Junge einen fieberhaften Infekt bekommt, verschlechtert sich das Bild zunehmend, sodass eine stationäre Therapie erforderlich wird. Bei diesem Krankenhausaufenthalt, der Junge ist inzwischen 14 Jahre alt, kommt es zum Gespräch des Vaters mit einer systemischen Familienmedizinerin. Der Vater schildert, dass sein Sohn oft sehr lustlos und apathisch ist, dass er manchmal äußere, keine Lust mehr am Leben zu haben, es könne ihm ja sowieso niemand helfen, sodass er und seine Frau ständig versuchten, ihn aufzumuntern und zu Aktivitäten zu überreden. Wegen seiner Einschränkungen könne sein Sohn nicht mehr auf seine alte Schule gehen, wo er zuletzt auch sehr gehänselt worden sei, sondern besuche jetzt eine Körperbehindertenschule, auf der er sich unterfordert und sehr unglücklich fühle. Während sein Sohn vor der Erkrankung sehr viele Freunde gehabt habe und sehr aktiv gewesen sei, lebe er inzwischen völlig isoliert und zurückgezogen und habe nur die Eltern und die beiden elf und 15 Jahre älteren Brüder, die nicht mehr zu Hause wohnten. Seit einigen Monaten sei der Junge in kinderpsychiatrischer Behandlung, lehne diese aber eigentlich ab mit der Begründung, er sei doch nicht verrückt. Vater und Mutter seien inzwischen völlig verzweifelt und erschöpft, weil niemand ihrem Sohn helfen könne und sie beobachten müssten, wie es ihm vor allem seelisch immer schlechter gehe.

Seine eigenen Gefühle wie Hilflosigkeit und Betroffenheit wahr- und ernst zu nehmen, sich mit Kollegen, in Intervisions- und Supervisionsgruppen darüber auszutauschen und zu entlasten sind wichtige psychohygienische Maßnahmen, die uns dazu befähigen, Hoffnung immer wieder auch neu zu erfinden und den Patienten und ihren Familien das zu geben, was ihnen gebührt: Wertschätzung und Respekt für die Leistung, in dem »Reich der Krankheit« leben zu müssen.

Kontaktadressen

NAKOS – Nationale Kontakt- und Informationsstelle zur Anregung und Unterstützung von Selbsthilfegruppen: http://www.nakos.de

Bei den lokalen Gesundheitsämtern existiert vielerorts eine Liste der vorhandenen Selbsthilfegruppen unter dem Begriff KISS.

Über die Internetseiten der Kinderkrebsstiftung (http://www.kinderkrebsstiftung.de) können weitere Adressen von Elterngruppen in ganz Deutschland, eine große Anzahl von Literaturempfehlungen sowie weitere Informationen abgerufen werden.

Adressen von Elterngruppen im Ausland können im Büro des DLFH(Deutsche Leukämie-Forschungshilfe)-Dachverbandes in Bonn erfragt werden.

Verein Psychosoziale Aspekte der Humangenetik e. V. (VPAH)
c/o Genetische Beratungsstelle
http://www.vpah.de

Allianz chronischer seltener Erkrankungen:
http://www.achseonline.de

Literatur

Altmeyer, S. u. F. Kröger (2003): Theorie und Praxis der Systemischen Familienmedizin. Göttingen (Vandenhoeck & Ruprecht).

Altmeyer, S., F. Kröger u. S. McDaniel (2002): Systemische Familienmedizin. In: M. Wirsching (Hrsg.): Lehrbuch der Paar- und Familientherapie. Berlin/Heidelberg, New York (Springer).

Antonovsky, A. (1979): Health, stres,s and coping: New perspectives on mental and physical well-being. San Francisco (Jossey-Bass).

Antonovsky, A. (1987): Unraveling the mystery of health. San Francisco, CA (Jossey-Bass).

Antonovsky, A. a. T. Sourani (1988): Family sense of coherence and family adaptation. *Journal of Marriage and the Family* 50: 79–92.

Bakan, D. (1969): The duality of human existence. Chicago (Rand NcNally).

Beutel, M., A. Sellschopp, G. Henrich u. U. Fink (1990): Die Tagesklinik als Modell übergreifender Versorgung Krebskranker. In: R. Klußmann u. B. Emmerisch (Hrsg.): Der Krebskranke. Heidelberg (Springer), S. 82–93.

Bowen, M. (1991): Family reaction to death. In: F. Walsh a. M. McGoldrick (eds.): Living beyond loss. Death in the family. New York (Norton), pp. 79–92.

Broderick, C. B. a. S. S. Schrader (1981): The history of professional marriage and family therapy. In: A. S. Gorman a. D. P. Knickers (eds.): Handbook of family therapy. New York (Brunner/Mazel).

Buddeberg, C. (1992): Brustkrebs – Psychische Verarbeitung und somatischer Verlauf. Stuttgart (Schattauer).

Cadman, D., M. Boyle a. D. Offord (1988): The Ontario Child Health Study: Social adjustment and mental health of siblings of children with chronic health problems. *Journal of Developmental and Behavioral Pediatrics* 9 (3); 117–121.

Deissler, K. G. et al. (1994): »Sozialer Konstruktivismus«? Ein Interview mit Ken Gergen. *Zeitschrift für Systemische Therapie* 12 (4): 118–126.

Doherty, W. J. (1995): The whys and levels of collaborative family health care. *Family Systems Medicine* 13: 275 – 281

Doherty, W. J. a. M. Baird (1983): Family therapy and family medicine. Towards the primary care of families. New York/London (Guilford).

Doherty, W. J. a. M. Baird (eds.) (1987): Family-centered medical care: A clinical case-book. New York/London (Guilford).

Douma, K. F. et al. (2011): Psychological distress and quality of life of partners of individuals with familial adenomatous polyposis. *Psychoonkology* 20 (2): 146–154.

Eder, L. (2007): Psyche, Soma und Familie – Theorie und Praxis einer systemischen Psychosomatik. Stuttgart (Kohlhammer).

Engel, G. L. (1977): The need for a new medical model: A challenge for biomedicine. *Science* 196 (4286): 129–136.

Hagemann W. (2003): Nach der Krebsdiagnose. Systemische Hilfen für Betroffene, ihre Angehörigen und Helfer. Göttingen (Vandenhoeck & Ruprecht).

Heider, F. (1958): The psychology of interpersonal relations. New York (Wiley).

Hartmann, M., E. Bäzner, B. Wild, I. Eisler a. W. Herzog (2010): Effects of interventions involving the family in the treatment of adult patients with chronic physical diseases: A meta-anlysis. *Psychotherapy and Psychosomatics* 79: 136–148.

Hegemann, T., E. Asen u. P. Tomson (2000): Familienmedizin für die Praxis. Stuttgart/New York (Schattauer).

Helmich G., C. Helmich, A. Hendrischke u. E. Sturm (2006): Familien primärärztlich versorgen. In: E. Sturm, O. Bahrs, D. Dieckhoff, E. Göpel u. M. Sturm (Hrsg.): Hausärztliche Patientenversorgung. Konzepte – Methoden – Fertigkeiten. Stuttgart (Thieme), S. 84–101.

Hendrischke, A. (2010): Niemand ist alleine krank. Perspektiven der Systemischen Familienmedizin. *PiD – Psychotherapie im Dialog* 2 (11): 134–139.

Hendrischke, A. u. F. Kröger (1997): Systemische Familienmedizin – Ein Modell für Kooperation im Gesundheitswesen. *Deutsches Ärzteblatt* 94 (6): A 294–296.

Hendrischke, A. u. F. Kröger (2000): Kooperation im Krankenhaus. In: F. Kröger, A. Hendrischke u. S. McDaniel (Hrsg.): Familie, System und Gesundheit – Systemische Konzepte für ein soziales Gesundheitswesen. Heidelberg (Carl-Auer), S. 207–221.

Hendrischke, A., M. Blatt-Bodewig, C. Thissen, B. Weller, K. Bachmeyer, E. Detert u. B. Schmidt-Keller (2001): Multimodale Kooperation in der Behandlung einer Depression – Ein familiensystemischer Ansatz. *PiD – Psychotherapie im Dialog* 2 (4): 457–469.

Hill, R. (1949): Families under stress. New York (Harper).

Kantor, D. u. W. Lehr (1997). Inside the family. San Francisco (Jossey-Bass).

Käsler-Heide, H. (2002): Trauertherapie: Umgang mit Trauer. *PiD – Psychotherapie im Dialog* 2: 176–178.

Katon, W. (1995): Collaborative care: Patient satisfaction, outcomes, and medical cost-offset. *Family Systems Medicine* 13 (3/4): 351–365.

Keller M., G. Henrich, M. Beutel u. A. Sellschopp (1998): Wechselseitige Belastung und Unterstützung bei Paaren mit einem Krebskranken. *Psychotherapie – Psychosomatik – Medizinische Psychologie* 48: 358–368.

Korittko, A. u. K. H. Pleyer (2010): Traumatischer Stress in der Familie. Göttingen (Vandenhoeck & Ruprecht).

Krauß, O., J. Ernst, D. Kuchenbecker, A. Hinz, A. u. R. Schwarz (2007): Prädiktoren psychischer Störungen bei Tumorpatienten: Empirische Befunde. *Psychotherapie – Psychosomatik – Medizinische Psychologie* 57 (7): 273–280.

Kröger, F. u. S. Altmeyer (2000): Von der Familiensomatik zur systemischen Familienmedizin. *Familiendynamik* 3: 268–292.

Kröger, F., A. Hendrischke u. S. McDaniel (Hrsg.) (2000): Familie, System und Gesundheit. Systemische Konzepte für ein soziales Gesundheitswesen. Heidelberg (Carl-Auer).

Kröger, F., A. Hendrischke, J. Schweitzer u. W. Herzog (1998): Psychotherapie in der Systemischen Familienmedizin. *Psychotherapeut* 43: 352–359.

Lazare, A. (1979): Unresolved grief. In: A. Lazare (ed.): Outpatient psychiatry: Diagnosis and treatment. Baltimore (Williams & Wilkins), pp. 498–512.

Lösel, F. u. D. Bender (1999): Von generellen Schutzfaktoren zu differenziellen protektiven Prozessen: Ergebnisse und Probleme der Resilienzforschung. In: G. Opp, M. Fingerle u. A. Freytag (Hrsg.): Was Kinder stärkt: Erziehung zwischen Risiko und Resilienz. München (Reinhard), S. 37–58.

Luhmann, N. (1988): Selbstreferentielle Systeme. In: F. B. Simon (Hrsg.): Lebende Systeme. Berlin/Heidelberg (Springer), S. 47–53.

Madsen, W. C. (1992): Problematic treatment: Interaction of patient, spouse, and physician beliefs in medical non-compliance. *Family Systems Medicine* 10 (4): 365-383.

McCubbin, M. A. (1989): Family stress and family strengths: A comparison of single and two parent families with a handicapped child. *Research in Nursing and Health* 72: 101–110.

McDaniel, S., T. Campbell a. D. Seaburn (1990): Family-oriented primary care: A manual for medical providers. New York/Berlin (Springer).

McDaniel, S., J. Hepworth u. W. J. Doherty (1997): Familientherapie in der Medizin. Heidelberg (Carl-Auer).

McGoldrick, M. u. R. Gerson (1990): Genogramme in der Familienberatung. Bern (Huber). [Amerikan. Orig. (1985): Genograms in family assessment, New York/London (Norton).]

Minuchin, S., B. Rosman u. L. Baker (1983): Psychosomatische Krankheiten in der Familie. Stuttgart (Klett-Cotta).

Nemetschek, P. (2006): Systemische Therapie mit Kindern, Jugendlichen und Eltern. Stuttgart (Klett-Cotta).

Nilsson, M. E., P. K. Maciejewski, B. Zhang, A. A. Wright, E. D. Trice, A. C. Muriel et al. (2009): Mental health, treatment preferences, advance care planning, location, and quality of death in advanced cancer patients with dependent children. *Cancer* 115 (2): 399–409.

Ochs, M. u. S. Altmeyer (2006): Herausforderungen und Chancen bei der Implementierung von Multi-Familien-Gruppen in der pädiatrischen Onkologie. *Systhema* 3: 284–296.

Ollefs, B. u. A. von Schlippe (2003): Der »Luftikurs« – Ein familienmedizinisches Angebot für Kinder und Jugendliche mit Asthma bronchiale. In: S. Altmeyer u. F. Kröger (Hrsg.): Theorie und Praxis der Systemischen Familienmedizin. Göttingen (Vandenhoeck & Ruprecht).

Omne-Pontén, M., L. Holmberg, R. Bergström, P. Sjöden a. T. Burns (1993): Psychosocial adjustment among husbands of women treated for breast cancer: Mastectomy vs. breast-conserving surgery. *European Journal of Cancer* 29: A 1393–1397

Petzold, E. (1979): Familienkonfrontationstherapie bei Anorexia nervosa. Göttingen (Medizinische Psychologie bei Vandenhoeck & Ruprecht).

Radebold, H. (2004): Abwesende Väter und Kriegskindheit. Göttingen (Vandenhoeck & Ruprecht).

Retzlaff, R. (2009): Spiel-Räume. Kinder und Jugendliche im Kontext der systemischen Therapie. Stuttgart (Klett-Cotta), 3. Aufl.

Retzlaff, R. (2010): Familien-Stärken. Behinderung, Resilienz und systemische Therapie. Stuttgart (Klett-Cotta).

Richardson, H. B. (1945): Patients have families. New York (Commonwealth Fund).

Riedesser, P. u. M. Schulte-Markwort (1999): Kinder körperlich kranker Eltern. *Deutsches Ärzteblatt* 96 (38): A 2353–2357.

Rolland, J. (1984): Toward a psychosocial typology of chronic and lifethreating illness. *Family Systems Medicine* 2: 245–262.

Rolland J. (1994): Families, illness, and disability – An integrative treatment model. New York (Basic Books).

Rolland, J. (2000): Krankheit und Behinderung in der Familie – Modell für ein integratives Behandlungskonzept. In: F. Kröger, A. Hendrischke u. S. McDaniel (Hrsg.): Familie, System und Gesundheit. Heidelberg (Carl-Auer).

Schlippe, A. von u. J. Schweitzer (1996): Lehrbuch der systemischen Therapie und Beratung, Göttingen (Vandenhoeck & Ruprecht).

Schüffel, W. et al. (Hrsg.) (1998): Handbuch der Salutogenese: Konzept und Praxis. Wiesbaden (Ullstein Medical).

Schulz, K. H., H. Schulz, O. Schulz u. M. von Kerekjarto (1998): Familiäre Beziehungen in Familien von Tumorpatienten. In: K. H. Schulz (Hrsg.): Krebspatienten und ihre Familien. Stuttgart/New York (Schattauer), S. 42–49.

Schweitzer, J. (1998): Gelingende Kooperation. Systemische Weiterbildung in Gesundheits- und Sozialberufen. Weinheim (Juventa).

Schweitzer, J. (2000): Bedingungen gelingender Kooperation im Gesundheitswesen. In: F. Kröger, A. Hendrischke u. S. McDaniel (Hrsg.): Familie, System und Gesundheit. Heidelberg (Carl-Auer), S. 167–183.

Schweitzer J. u. A. von Schlippe (2007): Lehrbuch der systemischen Therapie und Beratung II. Das störungsspezifische Wissen. Göttingen (Vandenhoeck & Ruprecht).

Seaburn, D., B. Gawinski, J. Harp et al. (1993): Family systems therapy in a primary care medical setting: The Rochester experience. *Journal of Marital and Family Therapy* 19: 177.

Seaburn, D. B., A. D. Lorenz, W. B. Gunn, B. A. Gawinski a. L. B. Mauksch (1996): Models of collaboration. A guide for mental health professionals working with health care practitioners. New York (Basic Books).

Silver, E. J., L. E. Westbrook a. R. Stein (1998): Relationship of parental psychological distress to consequences of chronic health conditions in children. *Journal of Pediatric Psychology* 23 (1): 5–15.

Sontag, S. (1981): Krankheit als Metapher. Frankfurt a. M. (Fischer).

Strasser, K. u. E. R. Petzold (2000): Trauerbedingte körperliche Reaktionen. In: W. Holzschuh (Hrsg.): Geschwistertrauer. Regensburg (Pustet), S. 30–44.

Sturm E. (1983): Die Renaissance des Hausarztes. Heidelberg (Springer).

Sturm, E., O. Bahrs, D. Dieckhoff, E. Göpel u. M. Sturm (Hrsg.) (2006): Hausärztliche Patientenversorgung. Konzepte – Methoden – Fertigkeiten. Stuttgart (Thieme).

Sydow, K. von, S. Beher, R. Retzlaff u. J. Schweitzer (2007): Die Wirksamkeit der systemischen Therapie/Familientherapie. Göttingen (Hogrefe).

Thastum, M., M. B. Johansen, L. Gubba, L. B. Olesen a. G. Romer (2008): Coping, social relations, and communication: A qualitative exploratory study of children of parents with cancer. *Clinical Child Psychology and Psychiatry* 13 (1): 123–138.

Theiling, S. u. A. von Schlippe (2003): Diabetesbetreuung bei Kindern und Jugendlichen nach systemisch-familienmedizinischem Konzept. In: S. Altmeyer u. F. Kröger (Hrsg.): Theorie und Praxis der Systemischen Familienmedizin. Göttingen (Vandenhoeck & Ruprecht).

Theiling, S., G. Kaiser-Höhne, R. Schleibaum, C. Werschmann, A. Werning, D. Beckmann, K. Muck u. R. Szczepanski (1994): Interdisziplinäre familienmedizinische Diabetes-Betreuung. *Der Kinderarzt* 25, 3430: 191–198

Visser, A., G. A. Huizinga, W. T. van der Graaf, H. J. Hoekstra a. J. E. Hoekstra-Weebers (2004): The impact of parental cancer on children and the family: A review of the literature. *Cancer Treatment Review* 30 (8): 683–694.

Wälte, D., F. Kröger u. E. R. Petzold (1996): Simultandiagnostik in der Psychosomatik. *Psychotherapeut* 41: 36–44.

Walsh, F. (1998): Strengthening family resilience. New York (Guilford).
Walsh, F. (2003): Family resilience: A framework for clinical practise. *Family Process* 42: 1–18.
Walsh, F. a. M. McGoldrick (1991): Loss and the family. A systemic perspective. In: F. Walsh a. M. McGoldrick M. (eds.): Living beyond loss. Death in the family. New York (Norton).
Weakland, J. (1977): »Family somatics« – A neglected edge. *Family Process* 16: 263–272.
Weihs, K., L. Fishera a. M. Baird (2002): Families, health, and behavior. *Families, Systems & Health* 20: 7–46.
Wirsching, M. u. H. Stierlin (1982): Krankheit und Familie. Stuttgart (Klett-Cotta).
Worden, J. W. (1999): Beratung und Therapie in Trauerfällen. Ein Handbuch. Bern (Huber).
Wortmann, C. B. (1984): Social support and the cancer patient. Conceptual and methodological issues. *Cancer* 54: 2339–2360.
Zimmermann, T. u. N. Heinrichs (2008): Seite an Seite – Eine gynäkologische Krebserkrankung in der Partnerschaft gemeinsam bewältigen. Göttingen/Bern (Hogrefe).

Über die Autoren

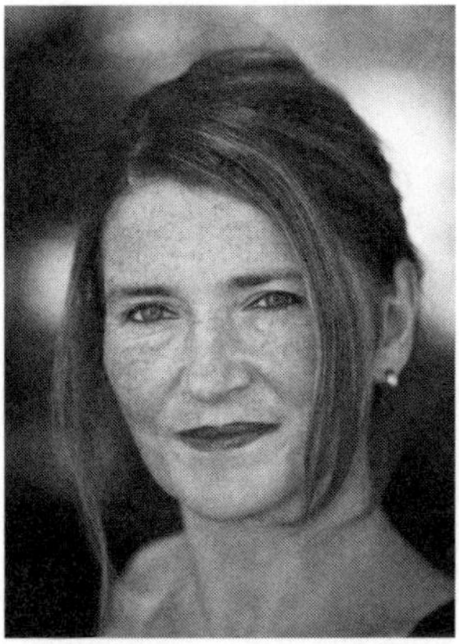

Susanne Altmeyer, Dr. med., Ärztin für Psychosomatische Medizin und Psychotherapie, Ärztin für Neurologie und Psychotherapie; Oberärztin der Röher Parkklinik für Psychotherapeutische Medizin Eschweiler/Rheinland, Leitende Ärztin des Psychosomatischen Versorgungszentrums Köln-Lindenthal; Leiterin des Systemischen Instituts Euregio (SIE); Lehrende für Systemische Therapie und Systemische Beratung (DGSF); Vorstandsmitglied der Deutschen Gesellschaft für Systemische Therapie, Beratung und Familientherapie (DGSF); Dozentin an der Abteilung für Psychosoziale Weiterbildungen und Kontaktstudien der Universität Oldenburg; Lehrtherapeutin für Systemische Psychotherapie am Rhein-Eifel-Institut Andernach; EMDR-Therapeutin (EMDRIA).

Kontakt: saltmeyer@altmeyerweb.de

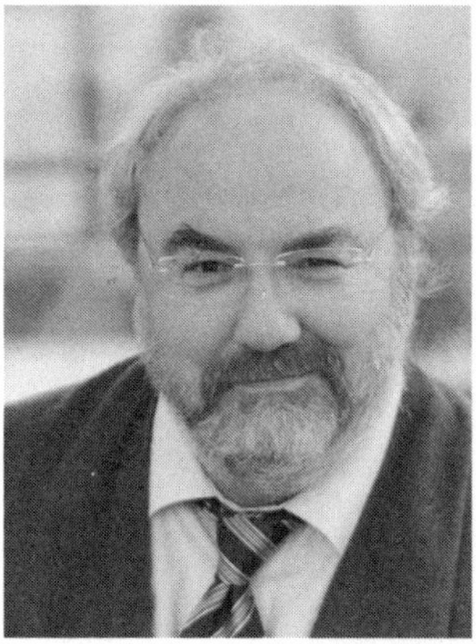

Askan Hendrischke, Dr. med., Arzt für Psychosomatische Medizin und Psychotherapie, Arzt für Allgemeinmedizin und Psychotherapie; Chefarzt der Klinik für Psychosomatik und Psychotherapie, Ostalb-Klinikum Aalen/Württemberg; Gründungsmitglied der deutschen Sektion der Collaborative Family Healthcare Coalition (CFHcC); Lehrender Therapeut für Systemische Therapie und Familientherapie (DGSF); Balintgruppenleiter (DBG); Vize-Präsident und Dozent für Familientherapie und Psychosomatik der Deutsch-Chinesischen Akademie für Psychotherapie (DCAP).

Kontakt: askan.hendrischke@ostalb-klinikum.de